AF452435

MÉMOIRE

SUR

LE TÉTANOS

MÉMOIRE

CLINIQUE

SUR LE TÉTANOS

CHEZ LES BLESSÉS.

Par le citoyen Laurent,

Ancien médecin de l'université de Strasbourg, médecin provisoire en chef et professeur à l'école d'instruction de l'hôpital militaire sédentaire de la même ville.

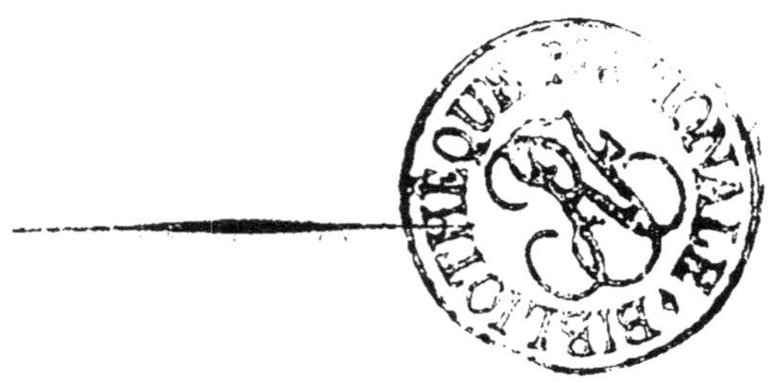

A STRASBOURG,

Chez F. G. Levrault, imprimeur - libraire, rue des Juifs, N.º 33;

Et à Paris, chez Fuchs, libraire, rue des Mathurins, maison Cluny.

L'an V de la République française.

PRÉFACE.

J'avais envie de donner l'histoire générale du tétanos, avant que de descendre dans les détails qui concernent celui sur lequel j'écris. J'ai renoncé à ce projet, parce que le sujet m'a paru trop obscur ou trop aride. En remontant jusqu'aux premiers auteurs qui en ont parlé, il m'eût fallu consulter les Grecs et les Arabes, et je n'aime *ni les Arabes ni les Grecs.*

D'un autre côté, pour saisir toutes les espèces différentes de cette maladie, combien de relations à fouiller et de pays lointains à parcourir? L'isle de Java, la Caroline, la Cayenne, les Barbades, Saint-Domingue, le Pérou..... car je suis un peu incrédule. Mais pour tenter aujourd'hui la traversée, il faudrait être un *Kerguelen.*

Je resterai donc sur terre ferme, et me bornerai à parler isolément du tétanos que

Sauvages a appelé traumatique. Il n'y aura qu'un inconvénient pour le lecteur avide d'étendre son horizon , c'est qu'au lieu d'ajouter à l'histoire de cette affection particulière, je veux en retrancher.

Que le tétanos traumatique existe réellement, cela peut être : mais qu'il dérive toujours des plaies qu'il accompagne ; voilà ce que je nie avec opiniâtreté, et je le nierai jusqu'à la mort.

Lorsque l'idée me vint qu'alors il pouvait devoir sa naissance aux vers, comme j'avais lieu de soupçonner d'après des symptômes non équivoques, je la communiquai au citoyen Lombard, mon ami de vingt ans ; il l'appuya. Je fis des perquisitions de mon côté ; il en fit du sien : les dissections nous confirmèrent dans cette idée ; quelques cures l'accréditèrent : les réflexions vinrent à l'ap pui; et il fut décidé que j'écrirais. Je tiens parole.

Pour obtenir une masse de preuves, et parler avec plus de connaissance de cause et de sécurité, j'invitai dans le temps les chirurgiens en chef de toutes les salles à me faire avertir lorsque quelqu'un de leurs blessés ressentirait des atteintes tétaniques. Les citoyens Garrigue, Marin, Rist et Fourtet, faisant ce service; les citoyens Bailly et Lacournère, professeurs à l'école d'instruction; tous ont bien voulu me seconder dans mes recherches. Nous avons agi concurremment, d'après la même opinion que j'avais mise en avant; l'on verra que ce n'a pas été sans quelque succès.

Que les détracteurs des officiers de santé, qui les accusent si insolemment de dilapidations et de mésintelligence, cessent donc une fois leurs méprisables diatribes ! qu'ils reconnaissent enfin la constance de leur zèle , et qu'ils apprennent avec quelle ardeur ils aiment à se réunir, au milieu de leur misère, pour faire le bien de leurs semblables, et soulager les héros de la République !

Virtutem videant , intabescantque relictâ.

PERS.

MÉMOIRE

CLINIQUE

SUR LE TÉTANOS

CHEZ LES BLESSÉS.

Dans le temps où un gouvernement sage s'occupe avec intérêt du bien-être des défenseurs de la patrie, et où il appelle l'attention des officiers de santé sur tout ce qui peut améliorer leur sort et hâter leur guérison dans les hôpitaux ; j'ai cru devoir recueillir quelques faits épars sur une maladie heureusement assez rare, à laquelle néanmoins succombent presque tous ceux qui en sont atteints, je veux dire le tétanos qui survient aux blessures reçues dans les combats. Peut-être la mort n'en moissonnerait-elle pas un si grand nombre, si nous avions, sur ce fléau destructeur, une théorie moins vague et plus fondée sur l'expérience et l'observation ; si une des causes qui l'occasionne très-communément n'était pas autant méconnue ; si les raisons de la soupçonner et les moyens de la reconnaître étaient suivis d'un œil plus attentif ; si on se livrait à des précautions plus raisonnées pour en prévenir la naissance, et à des principes plus sûrs pour en sonder tout le danger ; enfin, si la méthode

A

curative devenait dès-lors plus appropriée au mal, et moins encombrée de moyens généraux, qui dérangent ou laissent épuiser la nature. C'est pour parvenir à un but aussi desiré, que je diviserai cet ouvrage en cinq sections.

La première indiquera la cause immédiate du tétanos chez les blessés : je désignerai dans la seconde une de ses causes occasionelles , plus fréquente qu'on ne l'a pensé jusqu'à présent : la troisième présentera les moyens de s'assurer de son existence : les précautions à prendre pour éloigner cette maladie des soldats, et le jugement qu'on doit en porter à sa naissance , feront l'objet de la quatrième : enfin, je terminerai par les remèdes à employer pour la combattre efficacement. Puisse cet essai jeter quelques traits de lumière sur une matière jusqu'ici malheureusement trop obscure, et dont les résultats soumis aux tentatives de l'empirisme ou aux habitudes de la routine , ont été si funestes à l'humanité.

SECTION PREMIÈRE.

Quelle est la cause immédiate du tétanos chez les blessés?

C'EST par cette question importante que je crois devoir débuter; et je ne m'appesantirai point sur la définition scholastique du tétanos, que l'on sait être une contraction forcée, involontaire, constante et d'assez longue durée, pendant laquelle les muscles sont dans une extrême rigidité... Je ne dirai également rien sur ses différentes espèces; assez de livres en parlent.

Il s'est élevé sur sa cause immédiate deux sentimens diamétralement opposés, qu'il est nécessaire de bien connaître pour se former de cette maladie une idée juste, et qui puisse servir de base au choix des moyens curatifs. Des auteurs soutiennent que cette cause immédiate est une irritation extraordinaire du système nerveux; tandis que les autres, qui forment, il est vrai, la minorité, l'attribuent au relâchement des solides, suite de cette grande irritation. Dans l'un comme dans l'autre système, on voit que l'irritation a toujours dû avoir lieu. Mais est-ce sa continuation, ou sa cessation, au contraire, qui produit et perpétue le tétanos? voilà le point essentiel qu'il est important de décider. Consultons de suite l'expérience et l'observation. C'est le fil d'Ariane dans le labyrinthe où nous marchons.

CHAPITRE PREMIER.

Des expériences faites sur les animaux vivans.

Si depuis peu l'on a jeté du louche et du ridicule sur les expériences faites par le savoir sur des animaux vivans, l'on s'apercevra aisément, que ce n'a été qu'à dessein d'élever un échafaudage ruineux de médecine métaphysique sur les débris de la saine physiologie. Je les citerai donc avec confiance, au risque d'être appelé victimaire; parce que les animaux forment la grande masse de la physique animée, qu'on ne peut trop consulter pour établir des principes vrais dans la pratique.

Il en est une foule, de ces expériences, dues à *Haller*, *Zinn*, *Zimmermann*, *Sprœgel* et tant d'autres savans, qui prouvent démonstrativement, que les mouvemens spasmodiques doivent leur naissance immédiate à l'irritation du cerveau, du cervelet, de la moëlle allongée et de la colone épinière, source commune de tous les nerfs qui se disséminent dans le corps humain. Je me contenterai d'en citer une, répétée à deux époques très-distinctes, sur le même chien. On lui avait enlevé la dure-mère, et irrité la partie corticale du cerveau sans qu'il s'en aperçût : on lui enfonça ensuite dans la substance médullaire de cet organe une sonde d'argent : alors nombre de symptômes effrayans se manifestèrent, » et le corps agité par des convul- » sions fut courbé en forme d'arc de cercle par » le tétanos. « A la fin, ces convulsions disparurent ; mais la sonde, reportée dans le cervelet, les fit reparaître avec une espèce de secoûment, mêlé de tremblement, auquel succéda un état de langueur qui se termina à la mort. L'on voit de prime abord, que l'irritation portée dans le système nerveux fait naître, sur le champ, les convulsions ; que, cette irritation cessant, elles cessent bientôt ; qu'elles renaissent lorsqu'on la renouvelle ; mais qu'elles disparaissent encore pour être remplacées par l'affaissement, la langueur et la mort. La conclusion à tirer de ces faits, paraît très-simple au premier coup-d'œil : *donc la cause immédiate du tétanos est l'irritation.*

Cherchons à approfondir davantage la vérité de cette conclusion : elle paraîtrait certainement encore plus frappante et plus incontestable, si le tétanos, si le moindre mouvement convulsif était inexcitable, passé le point où l'on peut terminer cette irritation. Or, c'est ce qui arrive dans toutes les parties subjacentes dont on intercepte le rapport avec les parties irritées, par la solution de continuité du nerf qui les réunissait. Quelque relâchées qu'elles soient, ces parties, elles restent comme isolées et hors du domaine de l'expérience que l'on fait, et du spasme que l'on provoque ; il n'en naît pas le plus léger soupçon. *Haller* coupa un jour tout le plexus nerveux qui va à la jambe, à un animal sur lequel il tentait un essai, pour constater la force mouvante que les nerfs fournissent aux muscles. Ces muscles de la jambe perdirent de suite toute leur force ; l'animal épouvanté ne put s'enfuir. *Haller* irrita alors la moëlle de l'épine, et il y eut des con_vulsions par tout le corps, à l'exception de la jambe dont il avait coupé les nerfs. En lisant l'expérience avec attention dans l'auteur même, on observera que ce plexus nerveux avait été irrité avant son incision ; que toute la jambe avait alors été agitée par des convulsions. On observera en même temps que l'incision y avait jeté le relâchement, condition favorable au système que je combats. Pourquoi donc la jambe ne se convulsa-t-elle point ? N'est-ce pas parce que le conducteur de l'irritation était coupé, et que les muscles, tout relâchés qu'ils étaient, ne pouvaient plus la recevoir, par son entremise, de la moëlle épinière ?

Une expérience tout-à-fait décisive doit imprimer le dernier sceau à la conviction, relativement à la vérité que nous cherchons à établir. Cette expérience se tire de l'examen fait de ce qui arrive dans deux circonstances opposées aux portions musculeuses, dont les nerfs ont été coupés. En effet, si on les abandonne à elles-mêmes, sans les exposer au contact d'aucun corps irritant ; quels spasmes qu'elles aient éprouvés avant cette incision par les irritations les plus violentes, vous n'en voyez pas renaître alors le moindre vestige : mais irritez le bout du nerf incisé, s'il subsiste encore quelque chaleur vitale , au moment même les spasmes renaissent comme un éclair !... Preuve frappante , pour leur existence , et de l'impuissance du relâchement et de la nécessité de l'irritation !

Tout ce que vous venez de développer, dira-t-on , pourrait peut-être s'appliquer au tétanos à la suite des blessures, qui attaqueraient dans l'homme les organes nerveux soumis dans l'animal aux expériences mises en avant : mais si une plaie attaquait quelque portion du corps éloignée de ces grandes masses nerveuses, un doigt, par exemple ; comment supposer que l'irritation qui pourrait s'y manifester, donnerait naissance à de grandes convulsions? Comment une irritation aussi éloignée du tronc névrologique, dans des fibrilles nerveuses aussi déliées que celles qui portent la sensibilité dans une phalange, pourraient-elles être censées produire, donner même le branle à la roideur universelle du système musculeux? et pourquoi ne point l'attribuer à l'affaissement qui suit la douleur et l'irritation?... C'est encore d'après des faits qu'il faut décider.

Heureusement ces faits ne sont point à naître; ils se trouvent çà et là dans les écrits modernes où sont rapportés les résultats des expériences faites sur les animaux vivans; car il naît aussi, chez eux, de ces convulsions qu'on appelle sympathiques. *Haller, Zimmermann,* et tant d'autres, ont non-seulement vu des convulsions universelles suivre la ligature douloureuse d'un rameau nerveux; mais sa simple irritation a produit, sous leurs yeux, le même résultat. Ces auteurs justement célèbres en rapportent nombre d'exemples qu'on peut lire dans leurs ouvrages. Cette irritation partielle a même des effets si étendus dans le système musculeux, que des nerfs distribués dans des organes où l'empire de la volonté ne s'étend pas, mettent en mouvement les muscles volon- taires dans des parties tout-à-fait éloignées de leur département. C'est ainsi que l'irritation d'un nerf du mésentère a excité un mouvement forcé dans le pied d'un rat : phénomène très important dans le sujet qui nous occupe ! et à quoi, en effet, en rapporter la naissance? Quelle a été la cause de ces mouvemens involontaires, de ces contractions violentes ? qui peut douter que ce ne soit l'irritation ?

Et s'il en était autrement, de cette cause productrice, pourquoi ne se contenterait-on pas d'attendre le relâchement qui leur succède pour les voir renaître ? et pourquoi les *victimaires* se verraient-ils contraints d'irriter de nouveau pour les examiner encore?

CHAPITRE II.

Des observations faites sur l'homme.

Quittons les animaux pour en venir aux observations faites sur l'homme lui - même, lorsqu'il a été attaqué du tétanos à la suite de quelque blessure; et voyons si elles nous parleront le même langage en faveur de la cause que nous croyons le produire immédiatement.

Il est fait mention dans les nouveaux actes des curieux de la nature, d'un artisan qu'un clou blessa au pied; le nerf plantaire se trouva entamé. Outre l'impuissance de marcher qui survint, une douleur violente se fit sentir; un tremblement universel s'empara du blessé ; suivit l'emprosthotonos, dont il faillit périr. Ce ne fut qu'à la faveur des calmans et des relâchans qu'il en rechappa.

Dans les observations médicales des physiciens de Londres, le docteur *Silvestre* rapporte que la lésion d'un tendon d'un doigt de la main, ou sans doute d'un nerf qui le traversait, causa le serrement convulsif de la mâchoire inférieure, à un tel point qu'il ne céda qu'à la teinture thébaïque.

Fauchard, dans son chirurgien dentiste, parle du même accident, qui arriva par l'application du cautère actuel sur une dent cariée, dont il ne fit que mettre le nerf à découvert. Jusqu'ici je ne vois ni ne puis voir d'autre cause prochaine des convulsions survenues, que l'irritation.

La même idée se présente, si des extrémités nous passons au tronc ou à la tête, et aux organes qui en dépendent. L'on sait que la castration occasionne le spasme cynique. Je ne crois pas que l'on soit tenté de rejeter ce spasme mal-encontreux sur un relâchement quelconque.

Tulpius, dans ses observations, parle d'un homme dont tout le corps tombait en convulsion, dès qu'on lui pressait la rate.

Vater, dans son ouvrage sur la sympathie des organes, rapporte le cas d'une hernie incarcérée, qui fit tomber le doigt moyen et annulaire en convulsion.

Les convulsions naissent également, dès que certains sucs vireux sont dans l'estomac, et elles cessent à la suite du vomissement qu'ils excitent et qui l'en débarrasse.

Hillary, en traitant du tétanos des Barbades, l'attribue à une douleur aiguë, qui attaque le diaphragme au point de réunion de la plevre avec le péritoine.

Morgagni, dans son immortel ouvrage sur les causes et le siége des maladies, fait mention d'un jeune homme de quinze ans qui, dans une dispute avec ses camarades, où il fut jeté par terre, se heurta lourdement entre la dernière vertèbre dorsale et la première lombaire. La douleur fut vive, sans que la partie froissée offrît au dehors rien de remarquable. La faiblesse, la postration de l'appétit, le mal de tête précédèrent la fièvre, qui s'alluma avec un sentiment douloureux dans la poitrine ; la difficulté de respirer et la toux augmentèrent; les crachats devinrent sanguinolens, le délire se déclara, et les convulsions se propagèrent tellement que tout le corps du malade devint immobile : il ne put fléchir l'épine jusqu'au dixième jour, que la mort l'emporta. L'auteur fait l'exposé des ravages qu'il trouva dans le poumon; mais il y joint un regret, celui qu'on ne lui ait point permis d'ouvrir la colonne épinière pour examiner l'état de la moëlle et des nerfs qu'elle jette dans son intérieur. Ce regret donne assez à penser quelle était son opinion sur la cause de cette affection tétanique : il la rapportait indubitablement à leur irritation.

De toutes les observations relatives aux maladies de la tête, je me contenterai de citer celle d'un jeune homme de vingt-six ans, qui, après une légère intumescence de la gorge et la perte d'appétit, éprouva d'abord une convulsion du bras gauche, qui rendait cette extrémité inflexible. Le spasme s'étendit et gagna tout le corps, de façon qu'il était roide et immobile. Le mouvement revint un peu aux mains et aux pieds; mais le cinquième jour il survint une convulsion, qui courba le malade d'un côté, et l'emporta. Les sueurs ne l'avaient point abandonné tout le temps de son mal. Le crâne ouvert, le ventricule gauche contenait une petite quantité de sérosité salée. *Morgagni* dérivait de cette sérosité la cause de sa mort: c'était donc encore de l'irritation.

Tout ce qu'a dit *Le Cat* sur la sensibilité

des membranes du cerveau; toutes les observations qu'il a rapportées sur le tétanos, dont
il a vu au moins douze cas à son hôpital de
Rouen, reviennent à la même cause prochaine;
de sorte que je crois absolument inutile d'entrer dans une plus grande énumération de
faits. Qu'on les lise tous ; il n'en est aucun
tant soit peu développé, qui ne confirme dans
l'homme, comme dans les animaux, cette vérité
pathologique, que le tétanos, à la suite des
plaies, comme sans elles, est immédiatement
dû à l'irritation.

Peut-être devrais-je, dès ce moment, prévenir une objection qu'on ne manquera pas de
me faire, en mettant ces faits relatés en opposi-
tion avec la cause occasionelle du tétanos, que
je développerai plus bas. C'est par leur moyen
qu'on cherchera à détruire les réflexions que
je me permets sur la rareté de celui que l'on
appelle traumatique. Ne suffit-il pas , quant
à-présent, de faire voir que je suis en garde
contre la contradiction dont il serait possible
qu'on tentât de m'accuser? Du moins je le
pense; et on verra que, par la logique la plus
simple , il est facile d'en dissiper jusqu'au
soupçon.

Chapitre III.

Objections en faveur du relâchement réfutées.

Cependant il est des cas, à la suite des plaies de tête, dont pourraient se servir les partisans du relâchement pour étayer leur doctrine; ce sont ceux où, après une entravasation accumulée, ou une suppuration établie, l'on voit se déclarer une hémiplégie complette du côté opposé à la blessure; tandis que de l'autre naissent des convulsions affreuses qui courbent le corps en forme d'arc. Ces convulsions, diront-ils, ne peuvent avoir lieu dans quelque partie que ce soit, que les muscles antagonistes n'aient été entièrement relâchés : sans la paralysie antécédente le tétanos ne serait point survenu : donc le relâchement qui l'a précédé, en a été la cause immédiate. Voilà, je crois, l'argument dans toute sa force.

Il n'est pas difficile d'y répondre : et en effet, si le seul relâchement des muscles d'un côté suffisait pour produire le tétanos, il n'y aurait aucune hémiplégie où il ne se rencontrerait pas; il n'y aurait point de quiétude d'un muscle quelconque, où son antagoniste ne le forcerait d'agir : ce qui est absolument contraire à l'expérience journalière. Si donc, dans le système du mouvement volontaire, il faut un stimulus naturel pour déterminer l'action musculaire, dans quel sens qu'elle agisse, qui croira qu'il n'existe pas une cause analogue dans les mouvemens convulsifs, pour les exciter et en perpétuer la funeste énergie? Est-ce parce que ces mouvemens sont plus forts, qu'ils seraient dus à une absence d'excitement? et pourquoi du sang extravasé, du pus formé borneraient-ils toujours leur action à une simple compression sur le système nerveux où ils se sont amassés? Cette compression même, qui, sur une portion du cerveau, est assez forte pour empêcher, de ce point, la propagation du mouvement, ne peut-elle pas, dans la portion voisine, l'exciter et le produire? Ce qu'elle fait évidemment en même temps sur les animaux qu'on immole aux découvertes, pourquoi ne le produirait-elle pas sur l'homme dans les dérangemens maladifs qu'il éprouve?.... Donc, dans les plaies du cerveau avec paralysie, la cause du tétanos est encore une irritation.

Remarquons d'ailleurs que dans les plaies, où il survient après un certain laps de temps, si l'homme de l'art y découvre des esquilles, des corps étrangers, il ne forme plus alors aucun doute sur sa cause. Loin de penser au relâchement, il ne s'occupe plus qu'à tenter, s'il peut, l'extraction de ces corps, ou à modérer l'irritation qu'ils produisent : mais le sang extravasé, le pus etc. ne sont-ils pas des corps étrangers ?

Continuation du même sujet.

Le seul cas où l'on préconise ce relâchement avec quelqu'apparence de vrai, est celui où rien de manifeste ne paraît exciter les spasmes qui se prononcent chez les blessés, à la suite d'une bataille. Le soldat, quelques jours après, se trouve-t-il assailli du tétanos dans un hôpital? si on ne découvre rien de sensible à quoi on puisse imputer son affection, on remonte alors aux différentes passions qui ont pu l'agiter dans le combat, et tendre tout son individu ; aux températures successives du jour et de la nuit, qu'il a éprouvées; au désespoir d'être blessé, vaincu peut-être, sentiment triste qui a remplacé la douce espérance de la victoire; quelquefois à la privation des secours qu'il avait droit d'attendre. Aussitôt on voit partout l'éréthisme faire place à l'affaissement, la constriction au relâche ; on voit un bouleversement général dans l'économie individuelle succéder à l'ordre des mouvemens, l'équilibre rompu; on voit la volonté désormais impuissante

pour

pour régler le cours du fluide moteur, et l'impulsion désordonnée de cet agent invisible, produire dès-lors le tétanos à la suite du trouble des liqueurs et de l'affaissement des solides... Telle est la théorie ingénieuse qu'on a substituée à celle de l'irritation : on a même cru devoir la rendre exclusive, en regardant tout ce qui peut ébranler, comme cause prédisposante seulement des affections tétaniques.

Nous avons déjà démontré la fausseté de cette théorie dans les circonstances précédentes, où l'irritation produit immédiatement la convulsion : elle ne présentera pas plus de solidité dans cette dernière, si elle est bien approfondie ; car enfin, dans tous les cas la cause est identique; et ne voit-on pas que dériver les spasmes d'un affaissement, d'un relâchement quelconque, c'est vouloir tirer le mouvement de l'inertie et l'être du néant?... Qu'une impulsion soit ordonnée, comme nous venons de le dire, ou qu'elle soit désordonnée, comme celle que mettent en avant les partisans du relâchement, en est-elle moins une impulsion?... Or, comment une impulsion naîtra-t-elle sans une cause agissante? sans un stimulus, naturel ou non naturel, qui la procrée? Que ce stimulus obéisse, ou non, à la volonté comme régulateur, en est-il moins un aiguillon

actif, qui fait éclater plus ou moins sa puissance et sa force? et dès qu'on en avoue
l'existence, pourquoi ne pas reconnaître une
cause *vivace* qui le met sur la scène ?

C'est peut-être pour avoir envisagé sous le
même point de vue le tétanos et ces convulsions
mortelles, qui suivent les grandes hémorrhagies,
qu'on en est venu au système du relâchement.
La différence est grande, sans doute ; et cependant ce n'est point une raison pour ne pas les
assimiler dans leur cause.

Aucun homme de l'art n'ignore que les
convulsions à la suite de l'affaissement et des
pertes sanguines, sont passagères, recurrentes,
ne durent pas ; que la langueur, l'épuisement
les accompagnent, et qu'elles se terminent
bientôt à la mort. Le tétanos, au contraire, est
une affection qui arrive assez tard après les
plaies : celles-ci n'en souffrent point, ou en sont
faiblement dérangées ; le malade a de la force ;
les vaisseaux sont pleins pour l'ordinaire, et
la circulation est régulière ; les spasmes sou-
tenus et continués prennent un caractère,
qui, loin d'annoncer du trouble, présente
un ordre suivi dans leur marche et leurs progrès. Si l'on avait pu croire que les premières
dussent leur origine à l'épuisement et à la
faiblesse, il faudrait se faire une cruelle illusion

pour penser que le second n'est pas dû à une cause vigoureuse, énergique, constante, réglée, qui agit sans cesse par la même impulsion, qui prolonge d'elle-même son excitement, et dont tous les efforts de la volonté ne peuvent en rien balancer la puissance?... Mais encore un coup, dans tous les cas, nous venons de démontrer que les muscles ne se contractent jamais que parce qu'ils sont plus ou moins stimulés... Donc dans le cas du tétanos, où rien ne paraît manifestement le produire, sa cause immédiate est encore, et toujours par là même, l'irritation.

Je me garderai bien d'étaler ici cette foule de systèmes sur la cause du mouvement musculaire, volontaire ou forcé, qui ont jusqu'ici tourmenté les plus beaux génies; ni de vouloir soutenir sur ce point intéressant de la physiologie aucune opinion. Tout discordans qu'ils sont, il en est peu qui ne viendraient à mon appui : mais je m'éloignerais de mon but. Je n'avais d'autre dessein que celui d'écarter des dogmes de la chirurgie, un sentiment fait pour devenir la source d'une foule d'erreurs funestes dans la pratique : je crois l'avoir suffisamment combattu. Ce ne sont pas les systèmes brillans qui sont toujours les plus solides, et dans l'art de guérir les cyprès croissent souvent sur les routes qui mènent à la célébrité.

SECTION DEUXIÈME.

Développement d'une cause occasionelle du tétanos, très-fréquente et souvent méconnue.

Nous l'avons dit, que l'irritation produisait toujours le tétanos, quelqu'occulte qu'en parût la cause; et cela est tellement vrai que, si on y eût regardé de plus près, loin de couvrir son incertitude d'une théorie trop vaste, et de se livrer à des moyens généraux de curation, souvent inutiles, pour ne rien dire de plus, on fût venu à bout depuis long-temps de reconnaître ce qui produit cette dangereuse irritation, et on eût sauvé bien des blessés.

Je crois inutile d'entrer ici dans aucun détail sur les causes du tétanos, qui existent dans la plaie même, comme les nerfs demi-coupés, les esquilles, les corps étrangers : tout cela, tel qu'il est connu, ferait encore aujourd'hui la matière d'une discussion bien délicate, si je voulais tout embrasser. Mais une cause sur laquelle les auteurs n'ont point insisté, comme ils l'eussent fait, s'ils s'étaient livrés à l'observation plutôt qu'à l'éclat des systèmes ou à d'interminables répétitions, ce sont les vers contenus çà et là dans le canal alimentaire des blessés, depuis l'estomac jusqu'à l'anus.

Que quelques-uns leur aient attribué l'existence de cette maladie, ce n'a toujours été que d'une manière vague, et jamais ils n'ont entendu parler du tétanos que nous avons appelé jusqu'à ce moment traumatique. La preuve en est, que dans les annales de la chirurgie l'on ne peut en citer aucun qui ait paru faire des vermifuges la base de ses moyens de curation. D'où l'on doit conclure que dans l'énumération des causes indiquées, s'ils ont cité les vers, ce n'est que comme un être de raison propre à enrichir le luxe de leur développement pathologique.

Cependant, si l'histoire des maladies nous apprend que le tétanos, chez des individus non blessés, a dû son origine à des vers ; n'était-il pas naturel de penser que la même cause pouvait réellement avoir lieu dans les cas de solution de continuité? car les blessures ne peuvent être un privilége d'exemption pour ce cruel accident. Et certes, depuis long temps l'analogie au moins aurait dû conduire le chirurgien instruit à des recherches utiles dans cette partie de l'art de guérir. Ouvrons donc ses fastes.

CHAPITRE PREMIER.

Du tétanos simple causé par des vers.

Le célèbre Heister avait de son temps ouvert la carrière de cette découverte. Une fille âgée de trente-trois ans, sujette à de très-fortes douleurs dans le bas-ventre, et surtout à la région de l'estomac, tomba dans d'effroyables convulsions : elle jouissait de ses sens et de sa raison, mais ne pouvait proférer une parole. Un tétanos universel survint avec palpitation. L'esprit était toujours présent, les douleurs de l'estomac continuèrent avec leur intensité, et le troisième jour elle périt. On ne soupçonna point, à la vérité, que ce tétanos fût dû à un affaissement quelconque ; mais les symptômes extraordinaires de la maladie firent naître l'idée la plus habituelle à l'embarras du savoir, lorsqu'il ne met point la malignité en avant, celle de l'existence du poison. La dissection montra des vers nombreux dans le duodenum et dans l'estomac, surtout à l'orifice supérieur, qui se trouva rouge et plein de sang. Quelques-uns avaient quinze à seize pouces de long. Il fut donc constaté alors que les symptômes les plus horribles du tétanos pouvaient avoir lieu par l'irritation des vers chez une personne non blessée. Barrère, dans ses observations anatomiques, rapporte un fait parfaitement analogue à celui que je viens de citer.

Il y a une dixaine d'années que la pratique m'en a fourni, à moi-même, un exemple. J'avais été appelé en consultation auprès de M. H., sur la place S. Étienne. Cette fille unique, de la plus grande espérance, alors âgée d'environ onze ans, était sous le poids d'une fièvre con-tinue rémittente, à laquelle était survenu un tétanos des plus violens. La couleur bleuâtre de son visage, suite du spasme continu qu'elle éprouvait ; un pouls petit et intermittent ; la roideur des muscles de l'abdomen, qui était très-tendu ; le serrement de la mâchoire et des muscles du cou, qui gênait tout-à-fait la respiration et la déglutition ; des sueurs froides, annonçaient qu'elle était à toute extrémité. Les remèdes antifébriles, qui lui avaient été administrés sans fruit, et peut-être à contre-temps ; la recherche des petites incommodités qu'elle avait autrefois essuyées, jointe aux symptômes particuliers d'irritation qui l'avaient assaillie dans le cours de sa maladie, nous firent soupçonner des vers, et nous ajoutâmes des anthelmintiques aux différens remèdes que nous prescrivîmes. Il n'était plus temps : nous avions été appelés, comme d'usage, presqu'au dernier moment.

A l'ouverture du cadavre, nous trouvâmes trois vers strongles dans le jejunum, dont les parois gorgées de sang, et pourprées, de la longueur d'un pied et demi au moins, s'acheminaient à la gangrène.

Pas plus tard que l'année dernière, le citoyen Lombard, dont je rapporte ici l'observation, eut occasion de voir cette effroyable maladie produite par la présence des vers qu'il crut devoir soupçonner. Sophie Schwell, domestique du citoyen Desjardins, négociant à Strasbourg, éprouvait depuis long-temps des douleurs d'estomac, accompagnées de nausées, et mangeait fort peu. La langue était limoneuse, la malade sans fièvre ; mais le pouls était petit et lent.

Après quelques préparations, elle fut purgée avec un émetico-cathartique : elle évacua deux fois par le haut, et plus de dix fois par le bas. Cependant les évacuations ne rappellèrent pas l'appétit.

Aussi le sur-lendemain Sophie Schwell tomba-t-elle dans une faiblesse grande, et elle ne put mâcher la chair que de quelques pruneaux, dont il fut dit qu'elle s'etait contentée durant la journée. C'est le soir même de cette abstinence volontaire, que les mâchoires se trouvèrent extrêmement serrées, au point qu'on ne pouvait lui introduire dans la bouche que l'extrémité du bec d'une cuiller. Le pouls était encore plus lent qu'il ne l'avait jamais été. Le citoyen Lombard, appelé à sept heures du soir, crut reconnaître la cause de cet état alarmant dans des vers fixés dans l'estomac; il osa même le certifier, et sur son assurance, on fit passer quelques cuillerées d'eau émétisée, dont on rapprochait les doses. La malade rendit en effet deux vers strongles de plus de huit pouces de longueur, au premier vomissement qui survint : elle se sentit dès-lors soulagée ; l'action de la mâchoire inférieure devint libre; le bas-ventre donna quelques selles, et la malade passa une nuit excellente. Le lendemain le pouls était développé; elle mangea avec plaisir; elle se leva, articula librement, ouvrit la bouche comme à l'ordinaire, et, depuis cette époque, elle n'a cessé de jouir d'une bonne santé.

Il serait difficile de rien opposer à des exemples aussi frappans de l'influence des vers sur le tétanos idiopathique : et quand même on se rejetterait sur l'inflammation gangréneuse, et l'érosion de l'estomac et de l'intestin dans les deux premiers cas; en est-il moins vrai que les vers en ont toujours été la cause, et que les symptômes tétaniques et la mort sont devenus dès-lors leur ouvrage, comme la cessation de ces mêmes symptômes a été due à leur éjection par le vomissement ?

Mais si cette vérité est palpable, faut-il donc un raisonnement si subtil pour prouver que la même cause peut avoir lieu chez les blessés ? Pourquoi donc, jusqu'ici, n'a-t-on point cherché à en faire une juste application ? pourquoi, dans le doute, a-t-on négligé de s'éclairer par la dissection des soldats morts du tétanos à la suite de leurs blessures ? Du moins on se fût instruit de la réalité de cette cause funeste, pour pouvoir ensuite victorieusement la combattre.

CHAPITRE II.

Dissections de blessés morts du tétanos.

Dès le début de ce chapitre, on sera surpris que je mette en avant des dissections de tétaniques morts à la suite de leurs blessures, pour prouver l'existence malfaisante des vers, puisqu'en parcourant dans les auteurs celles qui y sont analogues, si j'en excepte une seule, il n'en est aucune qui en fasse mention dans cette circonstance. Mais n'est-on pas en droit de se plaindre, en voyant que, dans toutes les autres, on s'est astreint à examiner ces blessures, leur siége, leur état et leurs ravages, sans que jamais on ait cherché dans les entrailles des morts, la cause qui les avait assassinés? Heureusement pour l'humanité, cette investigation n'a point été négligée à l'hôpital sédentaire de Strasbourg, et la plupart des officiers de santé y ont concouru. J'exposerai pour ma part ce qui se rencontra chez Louis Morizot, fusilier de la quinzième demi-brigade.

Il entra dans une salle de blessés le 19 messidor, an 4, à la suite d'un coup de boulet qui lui avait emporté le bras droit. La portion restante de l'humerus avait été sciée au niveau des chairs, qui se trouvaient lors de ma visite en pleine suppuration. Le malade était à la fleur de l'âge et d'une constitution assez vigoureuse : sa plaie était belle et vermeille, et néanmoins le tétanos était survenu. Depuis trois jours qu'il en était attaqué, on lui avait administré différens remèdes sans aucun succès; on s'était même procuré du musc. Comme à travers le faible écartement des mâchoires, j'entrevis une langue chargée d'ordures, et que d'ailleurs il se plaignait de tranchées et de démangeaisons du nez, je lui fis passer trente grains de rhubarbe avec douze grains de mercure doux, dans l'intention de l'évacuer, en même temps que le remède attaquerait les vers dont je soupçonnais l'existence. Les garderobes, qui ne survinrent que le lendemain, n'en entraînèrent aucun. Les symptômes prirent de l'intensité ; la tête se renversait en arrière ; il fallait employer la force de deux infirmiers pour asseoir le blessé sur son lit, afin de le panser. La plaie suppurait toujours, et était belle. Cependant le pouls, qui jusque-là avait été développé et réglé, devint faible et vacillant. Les sueurs constantes, et qui découlaient surtout du visage, de chaudes qu'elles étaient devinrent gluantes, puis froides, et le malade périt le 4 thermidor, sixième jour de son tétanos, au moment où on le tirait d'un bain froid qu'on lui avait donné à mon insu.

A l'ouverture du cadavre, qui se fit vingt-quatre heures après, nous trouvâmes deux vers strongles dans le commencement du jejunum, dont un s'agitait encore dans la poudre purgative dont on avait continué l'usage au malade. Cette poudre était délayée dans un peu de pus, dont ces insectes avaient pu solliciter le reflux. L'intestin était rouge et enflammé.

Trois autres ouvertures avaient précédé celle-ci, toutes trois bien capables de confirmer la justesse de mes soupçons, et d'étayer la cause que j'établis.

(29)

La première m'a été communiquée par le citoyen Lombard, et je la rapporte toute entière, telle qu'il me l'a remise. Georges Ternosky, volontaire au corps franc de Seclair, fait prisonnier de guerre, et blessé le 9 messidor d'un coup de feu à l'extrémité inférieure de la cuisse gauche, entra à l'hôpital sédentaire le 13 suivant. Le 17 au matin, la mâchoire inférieure était serrée, au point de ne pouvoir introduire le bec de la cuiller dans la bouche. Il mourut dans la nuit du 19.

A l'ouverture du cadavre on trouva quatre grands vers dans les intestins jejunum et ileum. Les deux renfermés dans le jejunum étaient morts, tandis que ceux contenus dans l'ileum étaient pleins de vie, quoique le cadavre n'ait été ouvert que vingt-six heures après la mort.

La seconde dissection est celle de Guillaume Rampallière, natif de Couvines, département de la Manche, fusilier de la quatre-vingt-quatrième demi-brigade. Il était mort du tétanos deux jours après son entrée à l'hôpital, au sortir d'un bain froid. J'assistai à l'ouverture qui en fut faite. Il se trouva dans les intestins grêles et le cœcum une vingtaine de vers strongles. On voyait sur les parois du canal plusieurs tâches de gangrène, et dans l'intérieur beaucoup de matière glaireuse et verdâtre. On observa en même temps que la matière et les vers étaient en plus grande quantité dans le duodenum et le jejunum, et que les points gangréneux y étaient moins nombreux.

Le colon contenait des excrémens noirs et très-durs, appelés scybala, qui, rassemblés dans certains points de l'intestin, en remplissaient la cavité. Ces excrémens étaient enduits dans presque toute leur surface d'une substance muqueuse, garnie de vers ascarides. Là où manquait le mucus, ces vers étaient fortement collés aux parois de l'intestin, et les cellulosités, tant du colon que du rectum, en étaient farcies.

La troisième dissection, tout aussi parlante que les deux autres, est celle de Bénoit Gerbe, fusilier au premier bataillon de la quatre-vingt-quatrième demi-brigade. Il entra à l'hôpital le 7 thermidor, à trois heures du soir, à la suite d'un coup de feu, reçu le 29 messidor, à la face supérieure et externe de la jambe gauche. Quoique la balle fût enclavée dans le tibia, la plaie suppurait, et il y avait très-peu de gonflement. Dès les deux heures du matin, le malade était affecté du tétanos, de façon que sa tête se renversait en arrière. Le purgatif que nous avons adopté en pareil cas, composé d'un gros de rhubarbe et de douze grains de mercure doux, lui fut administré ; et une heure après, sept grains de tartre stibié en lavage, tant pour aiguiser la médecine que pour exciter le vomissement. Le malade n'eut que quelques légères nausées, et ne vomit point : l'émétique se précipita, et les garderobes survinrent jusqu'au nombre de douze, sans qu'il s'y trouvât de vers dans les matières fécales, comme on l'augurait. Les symptômes et la tension augmentèrent malgré l'évacuation ; et le huit, il mourut dans l'après-midi , vingt-quatre heures après son entrée. A l'ouverture du cadavre, le cerveau et la poitrine se trouvèrent dans l'état ordinaire. L'estomac ne renfermait rien : sa capacité, ainsi que celle des intestins, se trouva considérablement rétrécie. L'iléum contenait deux vers de sept à huit pouces de longueur ; le cœcum un de treize à quatorze ; et ces trois hôtes homicides étaient encore vivans.

Une observation toute récente vient encore de m'être communiquée par le citoyen Lombard. Mathieu Puisdarisky, fusilier au régiment de Kreutzenvarosdiny , fut blessé d'un coup de sabre le 14 brumaire , et entra à l'hôpital sédentaire le même jour. Le coup portait sur le pariétal gauche, et avait emporté la totalité de la portion d'os qui avait été frappée. Les accidens furent vifs et pressans ; aussi fut-il saigné, puis émétisé, puis resaigné cinq fois, en raison de l'activité et de la persévérance de ces accidens.

Ils s'appaisèrent la nuit du 22 au 23. Le malade était sans fièvre. Il desirait des alimens, et on lui en prescrivit à petites doses. Il se trouva parfaitement bien à la visite du chirurgien. Mais à midi, il lui survint un trismus, au point qu'il était très-difficile de lui ouvrir la bouche pour lui faire avaler une cuillerée de liquides. Il mourut à huit heures du soir.

Il fut ouvert le sur-lendemain. Le cerveau était très-superficiellement contus à l'endroit frappé. Le bas-ventre disséqué, on trouva dans le ventricule un ver strongle rouge, de la longueur de six pouces, encore vivant.

Plus nous allons en avant, et plus les preuves se multiplient. Jean Dupuis, natif de Sollieux, département de la Côte d'or, fusilier au second bataillon de la dixième demi-brigade d'infanterie de ligne, blessé à l'affaire du 2 frimaire, d'un boulet qui lui avait emporté une partie du pied gauche, entra à l'hôpital le même jour. Sa plaie, pansée avec beaucoup de soin, n'avait présenté que les accidens ordinaires, lorsque le sept, au soir, le chirurgien de garde s'aperçut qu'il avait la

mâchoire

mâchoire serrée. Je fus appelé le lendemain en consultation à la visite du matin, et je trouvai, en effet, les dents très-rapprochées, sans pouvoir les séparer, quelque effort que je fisse. Le malade avait en même temps les muscles du cou très-prononcés, et la tête renversée en arrière; les ailes du nez considérablement élargies, s'agitaient à chaque mouvement d'inspiration; les pupilles des yeux étaient visiblement dilatées; le bas ventre, outre une tension considérable, offrait à l'épigastre un enfoncement extraordinaire; le visage était couvert de sueurs, la respiration très-courte, le pouls fréquent et petit : mon pronostic fut bientôt porté.

Dupuis avait déjà pris quelques cuillerées d'huile de pavot dans l'intention d'assouplir l'abdomen, et d'attaquer la cause de cette contraction violente qu'on faisait plus que de soupçonner. Je fis continuer ce remède avec les boissons et les lavemens convenus : tout devint inutile, et à la visite du soir il n'était plus.

A l'ouverture du cadavre nous trouvâmes une grande partie de l'ileum enflammée, dont une portion, d'environ dix pouces de longueur, était toute violette; elle renfermait deux grands vers strongles encore vivans.

C

Pareille découverte dans le cadavre de Jean Cachon, prisonnier de guerre, blessé à la même affaire, et rapporté par les Français de dessus le champ de bataille. Une balle lui avait fracassé la cuisse droite. Le tétanos le saisit le 8 dans la nuit, et, malgré les secours apportés, il succomba le 10.

On ne trouva pas l'iléum enflammé comme dans le sujet précédent ; il n'y avait çà et là qu'une phlogose assez légère et beaucoup de vents. En revanche les vers n'y manquaient pas. Après en avoir tiré sept à huit, nous discontinuâmes nos recherches.

Toujours même résultat. Martin, natif de Douvic, département de l'Aube, fusilier au 3.ᵉ bataillon de la 84.ᵉ demi-brigade, entra à l'hôpital le 5 frimaire, avec la jambe gauche fracassée d'une balle dans une affaire de poste. La plaie allait assez bien ; les esquilles enlevées, et une bonne suppuration déjà établie, laissaient le plus grand espoir. Le malade paraissait sain, était d'une constitution trapue, et avait d'assez belles couleurs : seulement il se plaignait de quelques soubresauts qui, de temps en temps, le faisaient souffrir. Les choses changèrent de face : le 8 au soir le tétanos l'attaqua. A la visite du lendemain, outre les symptômes ordinaires, la dilatation visible des pupilles m'engagea à lui demander s'il avait autrefois rendu des vers ; ce qu'il m'avoua lui être arrivé plusieurs fois à l'armée. A son affection constante se joignaient de temps en temps des accès de spasme passagers qui redoublaient ses anxiétés. Il suait peu ; mais quelques envies de vomir s'étaient manifestées. J'essayai de lui faire prendre quelques cuillerées d'émétique en lavage, pour faire sortir de l'estomac ce qui paraissait l'irriter Ce liquide, s'étant un peu dévoyé sur la trachée-artère, lui provoqua une toux avec des efforts si violens qu'en luttant contre l'étouffement survenu, sa tête était environnée d'une atmosphère de sueur, comme je n'en ai vu de ma vie. Quoique les huileux passassent mieux, et qu'aux autres remèdes on ajoutât force fomentations sur le bas-ventre, il n'en périt pas moins le 10, en dépit de tous les secours qu'on lui administra.

Vingt - quatre heures après il fut ouvert. L'iléum, médiocrement enflammé, renfermait un ver assez considérable : mais en cherchant dans l'estomac, il en fut trouvé un second, long de plus d'un pied, rouge par un bout, et graduellement applati depuis le milieu vers l'autre extrémité, qui se trouvait d'un blanc livide ; il s'était avancé en grande partie dans le canal de l'œsophage, et il vivait très-fort quand on le délogea.

Encore une nouvelle preuve qui présentera un symptôme particulier que je n'avais point vu jusqu'alors. Nicolas Klein, natif de Saarlibre, fusilier au 2.ᵉ bataillon de la 100.ᵉ demi-brigade, avait reçu, le 2 frimaire, un coup de biscayen qui, après lui avoir fracturé la jambe droite, lui avait encore rompu le tendon d'achille du côté gauche : il était entré le même jour à l'hôpital. Les secours de l'art l'avaient mis dans un état aussi consolant qu'on pouvait l'espérer. Le 9, au soir, le tétanos se déclara. La fièvre se joignit au serrement de la mâchoire et du bas ventre; la soif était grande, la langue sèche ; il se présenta la nuit quelques sueurs passagères, et bientôt le délire se manifesta. Ce délire était assez tranquille, mais il tenait à des affections de famille. Klein, assis sur son lit et en chemise par un froid rigoureux, lorsque je le vis pour la première fois, me dit qu'il n'était ni soldat ni malade; qu'il voulait aller voir ses sœurs. Ses inquiétudes redoublèrent les miennes; les soins pour le tirer de son état ne furent point épargnés : mais toutes les peines qu'on se donna pour détremper les humeurs, modérer leur mouvement, en prévenir l'acrimonie, calmer l'irrita-

tion, ouvrir le bas ventre, assouplir les muscles, etc. furent parfaitement inutiles. La langue resta sèche, les garderobes n'amenèrent
rien : le délire empira ; et comme je venais le
lendemain pour aviser aux moyens de faire
passer un léger minoratif, s'il était possible, je
trouvai Klein qui expirait. Sa mâchoire se dé-
tendit au dernier soupir, et la bouche resta
entrouverte de toute sa largeur.

La dissection nous offrit tous les petits intestins grandement enflammés ; la majeure partie en était d'une couleur violette : ils contenaient des vers très-longs, mais extrêmement
grêles, tels que je n'en ai jamais vu. La cause
de l'irritation n'était plus douteuse.

Elle ne l'était pas davantage chez Claude
Bourgeois, fusilier au 5.e bataillon de la 10.e
demi-brigade de ligne. Une balle qui lui avait
traversé la poitrine le 2 frimaire, avait nécessité
son entrée le même jour à l'hôpital. Les accidens de sa plaie étaient calmés, et la respiration était libre. Le 7 au soir la mâchoire se
serra, ainsi que le bas ventre. La tension était
assez forte. Le lendemain, jour de ma visite, je
lui trouvai la langue limoneuse ; et sans la nature de sa blessure nous lui aurions volontiers
donné l'émétique en lavage : nous crûmes plus
prudent de nous borner à le purger avec des

amers. Les garderobes n'ayant rien entraîné de ce qu'on soupçonnait, le traitement ne fut pas moins continué sur les mêmes indications. L'abdomen parut s'assouplir un moment : mais bientôt les embarras augmentèrent, et, le 10, il mourut dans la nuit.

A l'ouverture du cadavre, l'ileum se trouva phlogosé avec une portion très-enflammée. Deux gros vers strongles s'étaient avancés, de là sans-doute, dans le jejunum. Ils ne vivaient plus ; mais leur ravage était un tableau parlant.

Le sujet de l'observation qui va suivre, Paul Satinelle, volontaire de la 4.e demi-brigade, ne résista pas si long-temps que le précédent à l'affection tétanique. Il était entré à l'hôpital le 5 frimaire, pour une fracture de la jambe gauche avec fracas, à la suite d'un éclat d'obus. L'amputation de la cuisse avait été faite le lendemain ; une fièvre légère annonçait le travail de la suppuration, et le malade n'avait éprouvé aucun accident jusqu'au cinquième jour de l'opération, que le tétanos se manifesta. Il ne put tirer aucun secours ni des huileux, ni des vermifuges, à cause de la grande difficulté de la déglutition : les lavemens n'opérèrent pas davantage, et le même jour il mourut.

L'ileum était enflammé dans tout son trajet. Huit vers strongles y habitaient, dont plu-

sieurs avaient un pied de long. On s'en tint là ;
mais on croit devoir observer que le moignon
était en bon état, que la suppuration s'établis-
sait, et que le malade, qui avait supporté son
opération avec courage, donnait avant l'apparition du tétanos les plus grandes espérances.

Plus j'avance, et plus je crains que la mul-
tiplicité des observations ne fatigue le lecteur ;
cependant elle ne peut nuire lorsqu'il s'agit
de convaincre. Christophe Barbey, sergent à la
10.e demi-brigade d'infanterie légère, natif de
S. Jean de Lône, Département de la Côte-
d'or, âgé de 28 ans, d'un tempérament faible,
entra à l'hôpital le 2 frimaire, avec une fracture comminutive à la partie moyenne de la
jambe gauche. Les moyens nécessaires en
pareil cas furent employés, sans pouvoir éviter des accidens. Vers le six, une incision faite
à la partie supérieure interne de la jambe,
donna issue à un amas de pus d'assez mauvaise qualité. Il y eut du mieux-être ; le malade recouvra de la tranquillité, et avait encore de la vigueur. Cependant la fièvre prit
de l'intensité, et le 11 un serrement de mâchoire assez violent s'y réunit. Le bas ventre,
quoique tendu, était prominent ; et quand on
le palpait en appuyant un peu, Barbey se
plaignait. Des soubresauts agitaient de temps

en temps la jambe fracturée, et venaient augmenter ses maux, auxquels, malgré tous les
secours les mieux indiqués, la mort seule vint
mettre un terme, le 12 dans la matinée.

Le cadavre ouvert présenta tous les intestins
grêles, gonflés d'air, et énormement distendus:
en déployant une portion de l'ileum du côté
gauche, où elle était nichée sous d'autres re-
plis, elle parut enflammée de la longueur d'un
demi-pied : plus haut on avait trouvé deux vers
strongles très-longs, et qui vivaient encore plus
de trente-six heures après la mort du blessé.

Je dois aussi rapporter l'observation faite
sur le citoyen Cavat, capitaine au 2.ᵉ bataillon
de la 10.ᵉ demi-brigade d'infanterie légère. Cet
officier, âgé d'environ 50 ans, et d'un tempérament vigoureux, reçut, le 2 frimaire, un coup
de boulet à la partie inférieure interne de
l'avant-bras, qui divisa les tendons des muscles
fléchisseurs, et fractura les extrémités des os
cubitus et radius à leur articulation avec le
carpe. On pansa la plaie, et on varia les remèdes suivant les symptômes graves qui se pré-
sentèrent. Le malade avait refusé l'amputation.
Le 8 il tomba dans une affection tétanique,
qui augmenta graduellement jusqu'au 18, jour
où je fus appelé en consultation. Je trouvai
le bas ventre très-tendu, et la mâchoire fort

serrée. Le citoyen Cavat avait de la peine à articuler : une salive écumeuse s'échappait de temps en temps à travers ses dents, à la suite des efforts qu'il faisait pour expectorer : la fièvre était assez légère ; le pouls était développé sans être dur ; les sueurs, qui n'avaient point cessé depuis l'invasion du mal, étaient universelles. Quant à la plaie, la gangrène était bornée, et la nature tentait la séparation du mort d'avec le vif : cependant, malgré le détachement de la peau, il y avait encore sur le carpe et les doigts un reste de sensibilité. Des bouillons maigres, une tisanne acide, une infusion de kina, des lavemens où il entrait de temps en temps un peu de vinaigre, avaient été régulièrement administrés. Comme la langue me parut sâle, et que le pouls m'offrait des ressources, je prescrivis le sel cathartique amer dans un véhicule suffisant. Il produisit sept à huit garderobes, qui diminuèrent tant soit peu la tension du bas-ventre : cependant elles n'entraînèrent que des matières, et rien ne se calma. Le lendemain je réunis aux autres remèdes, qui furent continués, des prises faibles et rapprochées de rhubarbe, avec le mercure doux, et quelques lavemens huileux. Tout cela n'eut d'autre effet que de faire lâcher beaucoup de vents et rendre peu de

(42)

matières. La fièvre augmenta ; les sueurs devinrent plus abondantes ; le délire survint, et un délire turbulent. Le malade voulait aller chez lui à toutes forces : il parlait sans cesse. La langue se sécha ; la difficulté de cracher redoubla ; l'étouffement s'ensuivit. Le pouls était faible, vacillant, quelquefois intermittent. Quand je le vis pour la dernière fois, les paupières refusaient déjà de s'ouvrir. Le 22, à la visite du soir, il était mort.

Il fut ouvert le surlendemain. On lui trouva des adhérences au foie : tous les intestins étaient dans un état de dilatation remarquable : l'inflammation des grêles, et de l'ileum surtout, était considérable. On eût dit que tous les vaisseaux qui les arrosent, ainsi que ceux du mésentère, avaient été injectés. Il y avait, à-peu-près à la moitié du jejunum, deux gros vers strongles, que le tact découvrit d'abord. Nous ne crûmes pas devoir aller plus loin.

Encore une observation bien intéressante, à mon appui. Pierre Harel, sous-lieutenant à la 17.e demi-brigade, âgé de 62 ans, entra à l'hôpital le 4 frimaire, pour un coup de feu à l'articulation du pied gauche avec la jambe. Il n'éprouva d'abord aucun accident sensible jusqu'au neuf suivant, jour où, malgré les dilatations et les cataplasmes émolliens, il survint

un gonflement énorme à la jambe et à la cuisse.
Ce symptôme s'aggrava si rapidement qu'on ne
put pratiquer l'amputation. La langue se char-
gea d'un limon jaunâtre : le ventre devint douloureux, et se tendit un peu. Aussitôt le malade fut mis à l'usage d'une décoction de ta-
marins, un peu aiguisée, et de lavemens émolliens. Tous les symptômes paraissaient s'appaiser, et la fièvre diminuer, quand le 14 il
fut attaqué d'une difficulté dans la déglutition
et d'un embarras dans le mouvement de la mâchoire inférieure. Je fus appelé pour le voir,
et, en lui palpant le bas ventre, je le trouvai
douloureux. Dès ce moment le malade ne put
prendre aucun des remèdes prescrits, et il
mourut dix-sept heures après l'apparition de
son affection tétanique.

L'ouverture du cadavre offrit des choses
vraiment extraordinaires. Non-seulement les
intestins grêles étaient très-enflammés ; mais il
y avait dans leur trajet trois intus-susceptions
de plus d'un demi-pied de long chacune. L'intestin rentrait de haut en bas, de façon que la
partie invaginante était developpée de toute l'é-
tendue de son diamètre, et parsemée de rides
transversales dans toute sa longueur. La portion
du mésentère, qui suivait dans l'invagination.
fixait l'étendue de l'intus-susception. Ce n'est

pas dans ces portions étranglées que nous avons trouvé les vers, mais dans les portions libres et intermédiaires, tout aussi enflammées que les premières.

Je ne dois pas davantage passer sous silence l'ouverture de Mathurin Guernon, fusilier de la soixante-sixième demi-brigade, entré à l'hôpital le 17 frimaire. Il avait la partie dorsale du pied droit tellement brisée par la chute d'un boulet, que les os du tarse et du métatarse étaient, pour ainsi dire, confondus. Quelques-uns se sont détachés par la suppuration, qui fut très-bien établie le quatrième jour de son entrée. On le tint à un régime doux, humectant, et un peu antiseptique, les jours suivans. Aucun accident ne s'était encore manifesté jusqu'au 28; mais alors la suppuration devint épaisse, blafarde, et même putride. Le lendemain, le malade se plaignit d'un serrement de mâchoire, dont il disait déjà avoir ressenti une légère atteinte la veille. L'abdomen était aussi médiocrement tendu. Il avait répondu affirmativement à la question sur les vers : ce qui fit joindre les anthelmintiques aux autres remèdes, dont on continua l'usage avec des boissons miellées et acidulées. Rien de tout cela n'opéra. Le bas ventre se roidit davantage, et devint douloureux. Des lavemens de casse furent donnés alternativement avec des lavemens huileux, ensuite un emplâtre vésicatoire appliqué sur la région ombilicale, pour détourner l'orage de l'inflammation qui paraissait s'établir. La fièvre devint violente, la respiration gênée tout-à-fait, et il suffoqua le 2 nivôse. Les cantharides n'avaient encore imprimé sur la peau aucune trace de cautérisation.

On remarqua à l'ouverture du cadavre, que les intestins grêles, et principalement l'ileum, étaient très-enflammés, et on y trouva plusieurs vers, comme dans les précédens.

Je rapporterai encore la dissection de Jean Dutexin, volontaire de la soixante-huitième demi-brigade. Il entra à l'hôpital le 23 frimaire pour des engelures ulcérées, qui lui avaient mis à découvert la dernière phalange du gros orteil, et celle du second doigt du pied droit. Il fut attaqué dix jours après du trismos et d'une tension abdominale très-forte. Il est le seul tétanique que j'aie vu, dans son affection, se coucher sur le côté. Les tentatives que l'on fit pour la combattre par les moyens indiqués, furent inutiles ; le malade ne voulait ni ne put rien prendre. Les symptômes allèrent en croissant ; dans la nuit du 6, des spasmes passagers vinrent les aggraver, et le 7, il mourut dans l'après-midi.

Ouverture faite du cadavre, on trouva une couleur plus foncée aux intestins grêles, et çà et là des taches noirâtres. Il y avait aussi des vers, par deux et par trois, dans plusieurs endroits.

Enfin, je terminerai ce chapitre par l'observation de François René Chaverisi, grenadier de la centième demi-brigade, blessé le 4 nivôse à Kehl, et entré le 6 à l'hôpital militaire. Il avait trois plaies contuses à la face et à la tête, occasionées par des éclats ou pierres lancées par l'explosion d'une bombe. Deux de ces plaies étaient assez légères : l'une était située au front, et l'autre à la partie postérieure de l'oreille près l'apophyse mastoïde ; toutes deux se bornaient aux tégumens. La troisième, plus considérable, occupait la joue du côté gauche. Cette partie était extrêmement tendue et gonflée, et ne permettait point l'introduction d'un doigt dans la bouche. La saignée, les cataplasmes émolliens, les gargarismes furent employés, et le 11, ces accidens étaient calmés : la suppuration de la plaie commençait à s'établir. Le même jour le malade se plaignit de la faim avec humeur. Il avait encore un peu de fièvre : cependant on lui prescrivit une crème de ris ; et pour éviter qu'il ne se procurât en secret des alimens, on lui accorda un ris, matin et soir. Le lendemain, même état et même régime.

Dans la nuit du 12 au 13, René se plaignit de douleurs violentes à la gorge, où il avait, disait-il, quelque chose qui le suffoquait. Le chirurgien de garde recouvrit toute cette partie d'un cataplasme émollient. Néanmoins le matin à la visite, René avoit les mâchoires serrées, et ne pouvait avaler aucun liquide : un lavement vermifuge qui lui fut administré, ne changea rien à son état; et il mourut deux heures après.

L'ouverture du cadavre présenta dans l'œsophage, un peu au-dessous du pharinx, un ver strongle de la longueur de cinq pouces, fortement attaché à la paroi antérieure de ce conduit. L'estomac en contenait deux de même espèce et à peu-près de même longueur : il s'en trouva trois isolés dans le duodenum et le jejunum, et deux paquets dans l'ileum. Ces intestins étaient phlogosés sur plusieurs points. Les gros intestins n'ont rien offert de particulier.

En examinant la petite plaie de la joue, par la partie inférieure de la bouche, l'os maxillaire supérieur se trouva enfoncé, et le sinus maxillaire occupé par une pierre demi-sphéroide, de quinze lignes de diamètre, tellement enclavée dans cette cavité, qu'on ne parvint à l'en extraire qu'en brisant un peu des bords des parois de cet os.

Quoique ce corps étranger eût pu faire naître des accidens, et donner lieu par la suite à des recherches, ne peut-on pas conclure, dit le citoyen Bailli, dont je tiens cette observation, que le tétanos ne doit pas lui être attribué, puisqu'il est démontré que le ver qui irritait l'œsophage, pouvait seul suffire à faire naître cette terrible maladie ?

Pour moi, j'avoue que je regarde comme le dernier effort du scepticisme, la résistance qu'on opposerait à des preuves aussi palpables en faveur de la cause occasionelle que je défends ; surtout lorsque les parois des intestins habitées par des animaux assez vivaces pour survivre trente-six heures au milieu des ruines de la mort, ou bien enflammés, gangrénés, perforés par eux, annoncent hautement, ou la faculté de puissamment irriter, ou les accessoires dangereux de la plus forte irritation.

Dire que les nerfs plantaires, chez Dutexin, irrités par les engelures qu'il avait gagnées au siége de Kehl, ont causé le désordre tétanique qui lui a donné la mort, c'est généraliser un fait dont l'observation même démontre la fausse application : car, pourquoi cette victime du froid souffrait - elle ses pansemens sans plainte ?

plainte? Pourquoi ses plaies étaient-elles bien suppurantes et bien vermeilles ? Pourquoi n'y ressentait-il aucune douleur extraordinaire, capable de l'agiter ?

Dire que le tétanos a attaqué Martin et Barbey par suite des soubresauts survenus à leurs extrémités blessées, c'est une seconde assertion aussi facile à réfuter que la première : et en effet, dès l'apparition de ces soubresauts, ils l'auraient eu ; ce qui n'est point arrivé. D'ailleurs nous verrons bientôt que l'accès tétanique de Jamin était déjà dissipé, que ses soubresauts subsistaient encore. Mais opposons un fait tout-à-fait décisif. On avait fait à Paul Satinelle l'amputation d'une jambe fracassée : il n'y avait plus lieu aux soubresauts ; une sérosité louable découlait de la plaie : et cependant le tétanos lui arriva !

Dire que la balle enclavée ou la pierre chatonnée ont produit cette affection cruelle à laquelle ont succombé Gerbe et Chaverisy, c'est encore une proposition jetée en avant, sans fondement et sans preuve. Gerbe n'avait à sa plaie aucun gonflement, et, quoique la balle qu'il recélait fût implantée dans l'os, il n'éprouvait point dans l'intérieur du tibia, le moindre sentiment de ces douleurs profondes qui, dans le spina ventosa, ont toujours arraché

D

des soupirs amers sans convulsions. Pour ce qui concerne Chaverisy, la pierre était tellement chatonnée qu'il ne la sentait pas ; les accidens occasionés par ce corps étranger, étaient dissipés ; une suppuration bienfaisante avait ramené le calme dans les parties contuses ou dilacérées : comment sa présence pouvait-elle, dès-lors, porter le trouble et la constriction dans la mâchoire, le bas ventre et la poitrine ?

Dire que le tétanos survenu au volontaire Klein et à l'officier Cavat, à la suite de la lésion qu'ils avaient éprouvée aux tendons des muscles de la jambe et de l'avant-bras, est une confirmation non équivoque de l'influence de ces parties sur cette maladie terrible ; c'est également étayer une doctrine encore en litige par deux faits mal approfondis. Klein avait le tendon d'Achille totalement rompu : la nature avait séparé le mort d'avec le vif, chez Cavat. Si les douleurs et les tiraillemens nerveux eussent produit le spasme si constant et si réfractaire du dernier, au moins aurait-il dû cesser lorsqu'il n'y eut plus de sentiment dans la partie blessée, ou diminuer dans une proportion relative à son affaiblissement : tout au contraire ; le mal alla toujours croissant ! Il me paraît inutile de pousser plus loin ce raisonnement,

(51)

Dire que le reflux de la matière purulente ou putride, a pu déterminer le tétanos de Morizot et de Guernon, c'est un nouvel échantillon de ces théorèmes pathologiques, que chaque jour l'expérience renverse au chevet de l'individu. L'on sait que les résorptions de pus chez les blessés, ou roulent dans la masse des humeurs et y occasionnent la dépravation des fluides, quelquefois avec la prostration des forces, ou, si elles ne forment pas de dépôt, se portent sur les intestins pour y produire à la longue une diarrhée colliquative, etc. etc. ; mais alors il faut que le pus soit en assez grande quantité pour causer ces différens ravages : voilà la marche ordinaire de la nature. Rien de tout cela n'arriva à Guernon, dont la suppuration, quoique de mauvais caractère, fut toujours entretenue par les moyens de l'art les plus appropriés. Rien ne pouvait également en arriver à Morizot ; sa plaie, loin de se dessécher, suppura toujours avec abondance. Quand il fut ouvert, il s'y trouva, à la vérité, une matière blanchâtre et incohérente dans un intestin grêle ; mais c'était en très-petite quantité, et le tétanos qu'il éprouvait depuis six jours, ne pouvait lui devoir sa naissance, puisqu'il n'avait point paru de cette matière dans les selles, et que cette résorption toute récente

D 2

avait sans doute été occasionée par le bain froid qui avança sa carrière.

Dire que l'inflammation des intestins, seule, ou leur intus-susception, a occasioné le tétanos de la plupart des individus dont nous avons fait mention, c'est également le rapporter à une cause aussi peu vraisemblable que les autres. Je n'ignore pas que ces accidens peuvent rendre le tétanos plus dangereux; qu'ils en sont même un accessoire souvent mortel : toutes les dissections, ou presque toutes, me le disent. Mais qu'on consulte, à leur tour, celles des dissentériques, des personnes mortes de la passion iliaque; et l'on verra si, dans aucune occasion, cette maladie se trouvera associée aux douleurs cruelles qui les ont conduites par la gangrène à la mort, à moins qu'il n'y ait eu des vers. Eh ! n'a-t-on pas remarqué que Barbey est mort tétanique, au bout de 24 heures, sans que l'ileum ait souffert presqu'aucune altération, malgré les vers qu'il contenait ?

Dire enfin que Puisdarisky dut son trismos aux accidens de sa plaie et à la contusion du cerveau, ainsi que Klein et Cavat au délire qui les assaillit; c'est rentrer peut-être dans le système de quelques *sensibilistes* d'un grand mérite : mais n'est-ce pas vouloir sans raison détruire la vérité de l'observation par l'observation même ? Elle dit que chez ce prisonnier tous les accidens étaient calmés, que le malade avait même de l'appétit; ensuite la contusion découverte après la mort, n'offrit aucun de ces désordres qui annoncent dans le vivant, ou l'excès de la douleur, ou son entière abolition par suite de cet excès: d'où serait donc provenu le mal de mâchoire ?... Quant à la puissance tétanique qu'on voudrait attribuer au délire, il suffit de lui opposer la présence d'esprit qu'ont conservée la plupart de nos blessés jusqu'au dernier soupir, pour frapper ce système de stérilité.

Eh pourquoi donc recourir à tant de causes par fois absentes, souvent incertaines, indéterminées dans leur naissance, inconstantes dans leurs effets, vagues dans leur durée, qui, si elles ont aggravé le tétanos, n'ont cependant pas toujours existé pendant son cours, tandis que tous les tétaniques mentionnés jusqu'ici ont partagé, depuis le premier moment jusqu'à la fin, la même cause de l'accident qui leur était commun? et cette cause identique n'était-ce pas les vers?

D 3

CHAPITRE III.

Exemples du tétanos guéri par l'éjection des vers.

D'après ce que nous avons déjà dit, l'énergie tétanique des vers ne peut être révoquée en doute : mais la preuve va en devenir d'autant plus incontestable, que le tétanos a cessé chez plusieurs autres malades par la déjection de ces vers même, quelle qu'ait été la nature et l'état de leurs blessures, et qu'ils ont recouvré dès lors, et presque sur le champ, le mouvement volontaire des parties qui en avaient été privées par cette affection cruelle. Ici j'exposerai sept nouveaux faits à mon appui.

Premier fait.

Le citoyen Dubule, carabinier au premier bataillon de la 10.ᵉ demi-brigade d'infanterie légère, blessé le 17 thermidor d'un coup de feu près l'épine antérieure inférieure de l'os innominé, est entré, le 19 du même mois, à l'hôpital sédentaire, avec sa plaie cicatrisée, à une fistule près, lorsqu'il lui survint des mouvemens spasmodiques à l'extrémité inférieure du côté blessé. Huit jours après ce symptôme, qui avait toujours augmenté, il passa de la salle de *l'Unité* à celle de *Socrate*. Le chirurgien en chef de cette salle, instruit par le malade

que la balle était restée dans la plaie, crut
apercevoir la cause de ce spasme dans la compression que cette balle exerçait sur les nerfs :
en conséquence il incisa sur la cicatrice pour
faire des recherches, qui furent vaines. Les
accidens augmentèrent ; la mâchoire inférieure
se trouva prise le même jour, et l'extrémité
du côté opposé le fut également deux jours
après. Le malade resta huit jours dans cet état
sans changement : parce qu'il ne s'était pas
plaint de la mâchoire, on ne lui avait administré que les remèdes usités. Soupçonné d'a-
voir des vers, sur son nouvel exposé, il lui fut
prescrit un purgatif composé de 15 grains de
mercure doux et de 30 grains de rhubarbe,
qui ne produisirent que trois selles, dans lesquelles il se trouva un grand ver encore vivant.
A l'instant même la mâchoire se trouva dégagée, et le spasme des extrémités diminua. Je
passe sous silence le reste de la cure pour en
exposer une autre.

Deuxième fait.

Joseph Josescky, soldat hongrais, prisonnier, entra au même hôpital le Il
avait reçu un coup de feu au pied gauche, et
la balle lui avait traversé le métatarse. Il était
déjà sous le poids du tétanos lorsqu'il arriva.
On lui donna des vermifuges inutilement

jusqu'au 23, qu'il rendit dans le bassin un grand ver strongle. Le mieux-être, qui avait souvent alterné pendant l'usage de ces remèdes, augmenta lorsqu'il l'eut rejeté. Il restait toujours, il est vrai, une tension générale dans les muscles abdominaux, et les envies d'aller à la garderobe étaient très-fréquentes : mais des raisons puissantes m'ont empêché de suivre cette cure, qui s'est terminée à l'avantage du blessé, et à la satisfaction de l'homme de l'art, qui en a pris le plus grand soin.

Troisième fait.

Jean Brassier, chasseur de la dixième demi-brigade d'infanterie légère, entra à l'hôpital de la République dans le commencement de messidor dernier, pour un coup de biscayen, qui lui avait emporté les orteils, et en partie les os du métatarse du pied gauche. Les premiers accidens étaient calmés ; la suppuration était établie, et les os découverts commençaient à s'exfolier lorsqu'il lui survint, vers le 15 thermidor, un serrement de mâchoire qui fut bientôt suivi d'un tétanos universel. » J'employai infructueusement, dit le citoyen » Bailli, professeur à l'école d'instruction de » l'hôpital de Strasbourg, qui m'a communiqué » cette observation, les saignées, les bains

» tièdes, les calmans et antispasmodiques, tels
» que le musc, l'assa-fœtida, l'opium à une
» forte dose graduée; j'appliquai le moxa à la
» nuque et le long des vertèbres cervicales : tous
» ces moyens furent sans effet. Cependant le
» malade était dans un état alarmant : le pouls
» était petit et concentré ; le ventre était mé-
» téorisé, et les mâchoires tellement serrées,
» qu'il ne pouvait recevoir les boissons que
» par l'ouverture que laissait une dent incisive
» qui lui manquait, lorsque, sur un soupçon
» de vers (qui était l'opinion répandue à l'hô-
» pital), je me décidai à le mettre à l'usage
» des vermifuges. En conséquence, je lui fis
» prendre trois fois par jour d'une potion com-
» posée de quatre onces d'huile d'olive, de six
» onces d'une décoction chargée de mousse de
» Corse, et d'un gros de contrayerva en poudre.
» Il fit usage d'une tisane de racine de fou-
» gère mâle, stibiée ; je fis appliquer sur le
» ventre une flanelle trempée dans une décoc-
» tion émolliente, et administrer toutes les
» quatre heures un lavement composé avec
» l'huile et la décoction vermifuge déjà citée.
» Le malade rendit, le premier jour, trois vers
» strongles, vivans, par la bouche, et deux le
» lendemain. Il commença à parler, ce qu'il
» n'avait point fait depuis six jours. Il rendit

» aussi par les selles, une quantité considérable
» de matières muqueuses très-fétides, que je
» suppose être une décomposition de vers qui
» existaient, et qui seuls avaient occasioné
» les accidens. Le malade continua quelques
» jours l'usage de ces remèdes ; le pouls se
» releva ; la moiteur de la peau reparut, et au
» bout de cinq jours Brassier fut porté près
» d'une fenétre, où il passa une partie de la
» journée, se trouvant très-bien. «

A la suite de ce récit, le citoyen Bailli
observe qu'au moment des accidens les plus
graves, la plaie ne changea point de nature ;
que les chairs restèrent vermeilles, et la suppuration belle ; en un mot, qu'on n'y put apercevoir aucune altération ; et que, lorsqu'il
quitta son malade pour aller à l'armée, il mangeait les trois quarts, attendant de jour en
jour une parfaite cicatrisation.

Quatrième fait.

Joseph Rendu, du troisième bataillon de la
quatre-vingt-dix-septième demi-brigade, blessé,
le 2 frimaire, d'un coup de feu avec fracture du
bras gauche, entra le même jour à l'hôpital.
Les accidens de sa blessure n'eurent rien d'extraordinaire jusqu'au 12. A cette époque il lui
survint un serrement de mâchoire avec des

douleurs précordiales et un picotement à l'épigastre et à l'œsophage : il prit alors une potion huileuse à forte dose et à plusieurs reprises. Bientôt il rejeta plusieurs vers strongles par le haut, de façon que ces symptômes diminuèrent visiblement. Les quatre jours suivans on lui administra la rhubarbe avec le mercure doux et une tisane miellée ; on y joignit de temps en temps quelques lavemens avec l'huile de lin. Les déjections qui s'ensuivirent, amenèrent chaque jour des vers : le nombre s'en accrut jusqu'à quinze. Dès-lors le tétanos fut totalement dissipé, et n'a plus reparu. La blessure de Rendu n'a souffert aucune altération de ces remèdes, et le malade va à merveille.

Cinquième fait.

Le narré sera court, mais il en est peu de plus parlant. Jean Honoré Barzon, natif d'Avoudray, département du Doubs, caporal à la dixième demi-brigade d'infanterie légère, entra à l'hôpital le 10 fructidor, blessé d'une balle qui lui avait fracassé le genou droit dans un combat près Rastatt. Le tétanos le saisit peu de jours après son entrée, et vint augmenter ses maux. Sa mâchoire convulsée lui permettait à peine d'avaler des liquides ; il sentait dans la région précordiale des tiraillemens extraordinaires. Après quelques jours d'anxiété, deux gros vers strongles lui sortirent par la bouche, et un quart d'heure après il fut tranquille, put boire sa tisane et desserer la mâchoire à volonté. Dès ce moment, il ne ressentit plus le moindre symptôme de spasme, quoiqu'il survint à sa plaie les accidens les plus douloureux, et tellement graves que, malgré tous les secours de l'art, il y succomba le 29 du même mois qu'il avait été blessé.

Sixième fait.

La mort a également terminé la carrière du défenseur de la patrie qui va suivre, mais son tétanos n'en a pas moins été radicalement guéri, et doit aussi entrer en ligne de compte. Jean-Baptiste Soubret, du département de l'Eure, sergent au premier bataillon de la dix-septième demi-brigade, se plaignit le 11 frimaire, troisième jour de son entrée à l'hôpital, d'un serrement de mâchoire avec des envies de vomir. L'émétique en lavage lui fut prescrit sur le champ, et aussitôt il vomit un ver. Comme le bas ventre avait part à la même contraction, les potions et les lavemens huileux furent administrés avec la tisane miellée pour boisson. Les vers lui sortaient de temps à autre par le nez et par la bouche. Une dent

incisive qui lui manquait à la mâchoire supérieure , leur fournissait une issue. Aucun
n'avait encore pris congé de son hôte par la
voie des pays-bas ; mais la rhubarbe et le mercure doux lui en firent rendre une si grande
quantité, qu'on ne crut pas devoir les compter.
Bientôt, tout se calma ; le malade était fort gai
et fort parlant, les dernières fois que je l'ai vu.
Un épanchement de bile survenu dans le cours
de sa blessure, l'a emporté dans deux fois vingt-
quatre heures. Il était légèrement blessé à la
jambe droite.

Septième fait.

Lefranc avait eu , au contraire, la jambe fracassée d'un coup de feu, lorsqu'on l'apporta , le 2
frimaire , à l'hôpital. Il était pour lors sergent de
grenadiers du second bataillon de la seizième
demi brigade d'infanterie de ligne. Le 15, il eut
un commencement de tétanos. L'émétique en
lavage d'abord, puis les huileux lui furent
prescrits. Il rendit une quantité considérable
de vers par les selles , et son nouvel accident
disparut presqu'entièrement. L'usage d'une
boisson miellée, des huileux en potion et en
lavement, pendant les quatre jours suivans,
confirma son mieux-être ; et sa plaie, qui n'a
point changé de caractère , durant le cours de

ce nouvel accident, s'achemine à une heureuse cicatrisation.

Je crois devoir m'arrêter à ces sept faits; ils me paraissent péremptoires : pour qui les a lus avec attention, le résumé en devient parfaitement inutile : et quand dans le tétanos à la suite des blessures, on voit d'une part tous les moyens de curation infructueux, si ce n'est ceux qui chassent les vers; quand de l'autre on envisage la nature se levant seule, et triomphant de cette maladie, en les vomissant du sein des blessés : quand on fait réflexion, que les plaies quelconques suivent leur cours indépendamment de cette affection survenue; qu'à toutes les époques elle s'y trouve réunie sans paraître en dépendre; qu'elle arrive au moment même de la cicatrisation, ou elles s'affermissent loin d'être irritées ; n'est-on pas tenté de croire que le tétanos traumatique, s'il est vrai qu'il existe ailleurs que dans les nosologies, est beaucoup plus rare qu'on ne le pense? Ne doit-on pas se persuader, au contraire, que quelques cas particuliers ont été mal à propos trop généralisés dans l'art de guérir; et qu'il eût mieux valu, dans une foule d'occasions, le qualifier de tétanos vermineux? dénomination sage, sanctionnée par des faits nombreux, toujours uniformes, et qui conduit du moins

l'artiste sur les voies curatives que lui a tracées
la nature !

CHAPITRE IV.

Doute éclairci.

Mais enfin, dira-t-on, s'il est constant que le
tétanos soit causé par des vers, comment donc
arrive-t-il que ses symptômes paraissent seulement quelques jours après les blessures reçues ;
et pourquoi ne se manifestaient-ils pas d'abord,
puisqu'enfin les vers existaient déjà au moment
du combat ?

En examinant, tant soit peu, cette manière de
raisonner, on voit bientôt son faible ; et pré-
sente-t-elle rien, en effet, qu'on ne puisse rétor-
quer à ceux qui regardent la présence des
corps étrangers ou des esquilles dans une plaie,
comme la source du tétanos, fût-il même
réellement traumatique ? Car enfin, pourquoi
l'irritation, qui peut en être la suite, ne l'a-t-
elle pas d'abord produit elle-même ? Si l'on
oppose que la sensibilité est engourdie au
moment de la blessure ; qu'elle ne se relève
qu'à celui où les parties lésées s'enflamment,
se tendent, suppurent ; et que c'est alors, seulement, que le tétanos a et peut avoir lieu :
qu'avance-t-on qui ne soit démenti par l'exis-

tence de celui qui survient , comme nous venons de le dire, lors même de la cicatrisation? Les plaies ont alors passé par ces périodes favorables; et cependant rien n'est survenu.

Il en est de même du vice des pansemens, ou de l'usage de certains remèdes auxquels on attribue la naissance des affections tétaniques. Je sais que partie de celles dont nous avons été les témoins, n'ont pu avoir leur source dans les effets de l'air ambiant sur les plaies, ni dans la répercussion opérée par le froid. La saison avait assez rapproché le degré de chaleur de l'atmosphère de celui de la chaleur vitale, pour bannir toute crainte de reflux au mois de thermidor : et quelque préférence que l'on puisse accorder à l'application d'une eau irritante, lors du premier appareil, sur une eau tonique ou astringente, lorsqu'il est question de plaies d'armes à feu; on sera toujours en droit de demander : mais pourquoi, lors de ces pansemens vicieux, de leur impression nuisible, de leur irritation en activité, le tétanos ne naît-il pas? pourquoi cet intervalle immense entre l'impulsion de ces causes prétendues et leur effet?

Cette question ne peut point s'appliquer aux vers : il est même des raisons palpables, pour lesquelles ils occasionnent le tétanos à

toutes

toutes les époques, et même les plus tardives, de la curation d'une plaie : et qu'on ne croie pas que les raisons que nous allons déduire, n'aient qu'une lueur de vraisemblance : elles ont un caractère de vérité, fondé sur le raisonnement le plus solide; c'est que les vers n'irritent pas toujours, parce qu'ils ne sont pas toujours affamés.

Personne ne doute que ces insectes, dans le corps humain, ne partagent pour leur nourriture une partie des alimens de ceux dans les intestins desquels ils se sont développés. L'on connaît la faim qu'ils excitent chez leur hôte; les mouvemens qu'ils se donnent lorsque, pressés par ce besoin, ils tendent, en rampant, à se rapprocher des flots de chile qui leur arrivent après la digestion; les agitations inquiètes qu'ils éprouvent lorsqu'ils en sont dépourvus, au point de percer leur demeure, pour aller repaître ailleurs leur voracité... Que doivent ils donc faire chez un blessé, lorsqu'il est soumis à une diète plus ou moins sévère, dictée impérieusement par les suites de son état? Le soldat, sur le champ de bataille, n'est point ordinairement à jeun. Ce qu'il a mangé avant le combat sert pour quelque temps à la provision des vers qu'il recèle; l'amas même d'humeurs muqueuses qui peuvent en

E

trouver dans les premières voies, et qui leur servent de foyer, cet amas leur sert aussi de pâture pour un temps plus ou moins long, suivant le nombre de la famille. Mais lorsqu'ils auront mangé leur table, comme on le dit des Troyens; que deviendra alors le héros blessé, qui doit les nourrir? n'est-ce pas-là le moment où l'irritation va se déployer dans le canal alimentaire avec des suites plus ou moins alarmantes?... et puisqu'ici tout doit se faire en proportion des qualités sensible et irritable du malade, d'une part; du nombre, de la voracité des vers, de l'autre; du siége qu'ils occupent, du temps que le malade jeûne; puisque les vers peuvent naître et se développer pendant la cure des plaies, et pendant la convalescence même, lorsque le malade, à la suite de mauvaises digestions et de mauvais alimens, n'a point été suffisamment purgé; ne trouve-t-on pas la cause naturelle de la variation des époques et de l'intensité de cette cruelle maladie, depuis les premiers jours d'une blessure jusqu'à son entière cicatrisation?

On dirait que l'observation qui va suivre, et qui est la dernière, a réuni presque tous les accidens qui peuvent donner à l'explication précédente le degré de confiance et le caractère de vérité que mérite l'interprétation de la nature.

Nicolas Jamin, du département de la Moselle, volontaire au 1.er bataillon de la quatre-vingt-quatrième demi-brigade, fut blessé le 4 thermidor, au passage du Necker, d'un coup de feu, qui lui traversa la jambe gauche de dehors en dedans, un peu au-dessus des malléoles. Le péroné était hérissé, ainsi que le tibia, de plusieurs esquilles. Huit jours de transport amenèrent le malade à l'hôpital sédentaire. Le pansement de la plaie ne fut suivi d'aucun accident grave jusqu'au 20, qu'il se plaignit d'un serrement de mâchoire, qui l'empêchait de manger et de cracher. Bientôt le tétanos prolongea son domaine; les muscles du bas ventre et de l'épine devinrent très-tendus. A ce fâcheux accident se joignaient de temps à autre des soubresauts qui secouaient l'extrémité blessée, et augmentaient l'impatience caractérisée et les douleurs du malade. Appelé en consultation, je conseillai l'usage de la rhubarbe avec le mercure doux. On lui prescrivit l'eau miellée pour boisson; on lui administra des potions huileuses en assez forte dose, et souvent répétées : il prit aussi une médecine dont la base était le sel cathartique amer, autrement sulfate de magnésie. Après l'usage de ces différens remèdes, il rendit un jour deux vers dans son bassin, et la mâchoire se desserra de façon qu'il put prendre du riz et d'autres alimens ; ce qu'il demandait avec les plus vives instances, car la faim n'a cessé de le tourmenter pendant sa maladie. Comme on ne pouvait se prêter à l'étendue de tous ses desirs, il se procura en secret du fromage, dont il se gorgea. La fièvre survint, et s'établit sous le type d'une quotidienne bien marquée, sans presque aucune intermission. Il fut évacué à différentes reprises, et on lui donna des fébrifuges, mais sans diminution de son nouvel accident. La créme de riz qu'on lui distribuait deux fois par jour, ne suffisait ni à sa voracité ni à son impatience, de sorte que, malgré les précautions prises, il continua à se déranger par les alimens : sa fièvre devint continue, sa plaie sèche; le cours de ventre se mit de la partie; les selles redoublèrent de fréquence, avec un ténesme très-inquiétant : suivit l'éjection involontaire des excrémens, la prostration des forces, les sueurs froides et gluantes, et enfin la mort, qui arriva le 14 vendémiaire.

Le lendemain à l'ouverture du cadavre, le foie se trouva d'une couleur livide et plus gros qu'à l'ordinaire. La vésicule du fiel était considérablement engorgée d'une bile de couleur citrine. Le rectum et la partie du colon qui y aboutit, étaient excoriés et remplis de matière purulente. Deux vers strongles encore vivans, furent trouvés dans l'ileum farci de mucus; et l'estomac renfermait le jaune délayé de deux œufs que le malade avait encore pris peu d'heures avant sa mort.

La plaie de la jambe, noirâtre dans son contour, nous offrit, à la partie externe, une esquille du péroné assez considérable, qui jusqu'alors avait causé de la douleur, et quelquefois des soubresauts, sans se détacher. Jamin permettait à peine qu'on le pansât.

Revenons sur cette observation intéressante, et analysons-la. Quelle foule de réflexions elle présente, toutes confirmatives de la cause à laquelle j'attribue le tétanos, que trop souvent on appelle traumatique! Et, en effet, pourquoi Jamin n'en fut-il pas affecté dès le commencement de sa blessure, s'il était dû à des esquilles? Celle qu'il conserva jusqu'à la mort, se borna cependant à causer des soubresauts.... Pourquoi ne l'eut-il que quelque temps après son entrée à l'hôpital? C'est que les vers qui en déterminèrent l'accès, ne pouvaient plus profiter des ressources, devenues stériles, de l'impatient Jamin.... Pourquoi cet accès cessa-t-il? C'est qu'il rendit deux de ces parasites incommodes dans une garderobe.... Mais il en conservait deux encore; et pourquoi le tétanos ne

continua-t-il pas? C'est que Jamin mangea par
jour deux portions de riz, auxquelles les deux
restans participaient pour quatre ; ce qui ral-
lentit leurs demandes à coup d'aiguillon; en
sorte que dès ce moment, ni la portion d'os
qui irritait la plaie, ni son exsiccation réunie,
ne purent le faire renaître, malgré toute l'influence qu'on leur assigne... D'où l'on voit
que le tétanos une fois cessé par l'effet des
remèdes, peut encore reparaître par une diète
trop sévère, si sa véritable cause n'est point totalement subjuguée, sans qu'il doive rien pour
cela aux variations de la blessure, mais tout
au défaut de provision pour les vers, et à leur
irritation.

L'observation et le raisonnement me paraissent
avoir suffisamment éclairci le doute proposé;
et voilà, je pense, une cause occasionelle du
tétanos, aussi fréquente qu'elle a été méconnue,
sur l'existence de laquelle les praticiens auront
désormais moins d'incrédulité. Cependant ils
pourraient y persister, en demandant, comment donc les vers contenus dans le bas ventre,
peuvent-ils, d'un foyer si éloigné, causer tant
de désordres dans toute la machine ? Il faut
tâcher de les satisfaire.

Chapitre V.

Nouvelle question à résoudre.

On voudrait savoir comment l'irritation des vers dans les premières voies peut occasioner le tétanos. Cette explication conviendrait peut-être mieux dans la section qui va suivre, pour éclairer la naissance et la marche de certains symptômes : il suffira donc d'indiquer ici les généralités, en désignant le conducteur principal du stimulus tétanique.

L'anatomie, qui a fait de si grands progrès dans la description des nerfs, a révélé tout le secret. Qu'on parcoure les auteurs célèbres qui ont écrit sur cette science, et qu'on y voie la naissance, le développement et la terminaison du moyen et du grand sympathiques; qu'on suive les plexus qu'ils forment çà et là dans les organes du bas ventre et de la poitrine; qu'on examine la connexité de leurs ramifications avec une foule d'autres nerfs principaux qui se portent à la tête, au cou, à la colonne vertébrale, aux extrémités; qu'on se représente les entrelacemens sans nombre des rameaux les plus fins de ces derniers avec ces deux nerfs principaux, qui paraissent vouloir tout embrasser et tout réunir; et l'on verra, si ce ne sont pas eux qui jouent le plus grand rôle dans les dérangemens sympathiques du tétanos, fussent-ils même universels ?

Je laisse aux anatomistes qui ont voué leur temps à connaître la structure et le jeu du corps humain, les détails intéressans d'une matière aussi délicate qu'elle est compliquée : mais un examen que je demanderais à ces savans, ce serait de tenter à découvrir, si les ganglions dont ces deux grands nerfs sont parsemés, n'entreraient pour rien dans la détermination caractéristique de notre maladie, et dans le mode de constance qui paraît la distinguer des autres convulsions ? Ne seraient-ils pas comme autant de réservoirs particuliers, qui fournissent çà et là la quantité de stimulant nécessaire à sa durée ? La sensation n'y est-elle pas amortie en faveur du mouvement ?... On a formé tant de conjectures sur leur fonction, que je veux aussi hasarder la mienne. Quand les idées en médecine se bornent à une théorie sans résultat pratique, le danger devient nul pour l'espèce : elles ne font que tuer le temps ; elles ne tuent personne.

CHAPITRE VI.

Objection tirée de la constitution vermineuse.

Reste à faire, en faveur des incrédules, une objection que nous allons brièvement discuter. Cette objection peut se tirer, ou d'une constitution vermineuse régnante, ou d'une disposition, soit générale, relative à un certain âge, soit individuelle, toutes deux propres au développement des vers. Pourquoi, malgré ces circonstances assez communes, le tétanos est-il cependant une maladie si rare? et, dès-lors, comment l'en dériver ordinairement à la suite des plaies? Voilà une difficulté à laquelle il faut répondre.

Je vais le faire en peu de mots, et je commencerai par examiner le dernier cas, pour remonter ensuite aux deux autres.

Il n'est pas vrai d'abord, que la constitution vermineuse individuelle soit aussi fréquente qu'on voudrait l'insinuer. Il est tant de causes qui, dans les premières voies, s'opposent au développement des vers, ou qui les froissent à leur naissance! Supposons néanmoins l'économie humaine moins puissante contre ces assassins : est-ce une raison pour déterminer toujours le mode de leur action sur elle? Qu'on me dise pourquoi le ver que rendit le vieillard dont parle Hippocrate dans son quatrième livre des maladies populaires, lui occasiona des mouvemens de fureur, et point du tout le tétanos?... sont-ils toujours habiles à produire ce dernier fléau? La nature n'a-t-elle aucun moyen de caresser ces insectes, de les appaiser ou de les assoupir? sont-ils impérissables? faut-il qu'ils vivent tous chez un blessé? Ne peut-il pas se trouver un concours de circonstances qui les tue sans qu'ils irritent? et, parce qu'un malade aura rendu des vers morts ou vivans sans avoir éprouvé le tétanos, que prouvera enfin ce fait négatif contre vingt faits positifs examinés et vérifiés de bonne foi? Je demande à mon tour une réponse, et je passe au second cas, la constitution des enfans.

Cette constitution est frêle; les nerfs sont très-sensibles; l'irritabilité est grande, et ces commencemens d'homme sont très-sujets aux vers : je le sais. Mais je sais aussi que le trismos ne leur est pas plus étranger qu'aux blessés. Outre l'exemple de la petite H., que j'ai cité, combien d'autres analogues l'on pourrait mettre en avant si l'on s'occupait plus à rechercher les causes de la mort des enfans qu'à verser sur leur tombe des larmes inutiles! Il ne faut pas être grand observateur pour avoir cent fois remarqué le grincement de dents, et le serrement de mâchoire, qui leur arrivent lorsqu'ils en ont dans les premières voies. Pourquoi ces mêmes affections ne leur arriveraient-elles pas aussi s'ils avaient le malheur d'être blessés d'une façon quelconque?

Examinons enfin la constitution vermineuse régnante, sans tétanos. Pourquoi cette constitution ne le produit-elle pas? Voilà ce qu'on demande. Ici j'aurais mille raisons à donner; il suffit de se borner à une question pour toute réponse. Qu'on me dise pourquoi toutes les constitutions varioliques ne donnent pas toujours une éruption? pourquoi toutes les constitutions pestilentielles ne donnent pas toujours des bubons? pourquoi toutes les constitutions catharrales ne donnent pas toujours le mal de gorge et la fièvre? pourquoi, etc. etc. etc. ? S'il n'est pas en notre pouvoir de déterminer constamment la manière dont agissent les miasmes répandus dans l'atmosphère que nous respirons, pourquoi vouloir fixer la manière d'agir des vers dans les constitutions où ils se développent? Je tirerais même de l'espèce d'inertie où ils paraissent alors, une conclusion favorable à ma cause, si j'avais besoin d'un surcroît de preuves; c'est que, les malades étant trop affaissés dans ces malheureuses épidémies, et leur vitalité trop

engourdie pour qu'ils aient à redouter les effets
de l'irritation tétanique, le tétanos m'est encore
démontré par là ne jamais tirer sa cause immédiate de l'affaissement qu'on dit le produire.
Mais laissons-là ces inductions qui paraîtraient
trop éloignées ou trop subtiles aux partisans
de cette nouvelle opinion. Moi, qui soutiens
que cette affection n'est due qu'à l'irritation,
je soutiens également, avec certitude, que les
vers, dans le corps humain, font souvent autre
chose que d'y porter l'agacement; je soutiens
que les divers degrés d'irritation qu'ils y produisent, ont habituellement différens résultats,
quelle que soit la constitution régnante; je
soutiens qu'ils y restent souvent fort tranquilles,
sans qu'on s'aperçoive de leur aiguillon : comment occasionneraient-ils donc alors le tétanos?
N'y a-t-il donc pas d'autres dérangemens à
craindre de leur part, s'ils ne périssent pas
eux-mêmes?... et si nous voulons pousser nos
réflexions jusqu'à juger du physique par le
moral, combien ne voit-on pas de vers poli-
tiques qui journellement épuisent les gouvernemens sans les irriter?

SECTION III.

Quels sont les moyens de reconnaître l'existence des vers dans le tétanos à la suite des plaies.

On a dû voir par nos doutes éclaircis et nos réponses, que les vers, quoique présens dans le corps humain, ne sont pas toujours dans le cas de produire le tétanos à la suite des blessures; et il était bon, relativement à ce point de doctrine, de fixer l'opinion de ceux qui auraient pu prétendre détruire totalement la réalité de leur influence sur cette maladie, en opposant la fréquence de cette cause à la rareté de ses effets. Mais comment la reconnaître, cette cause, dès qu'elle est réellement agissante? voilà ce qui doit nous occuper dans cette section.

Je ne crois pas que la nature soit plus avare de ses signes pour l'indiquer, qu'elle l'est dans les autres maladies. Il suffit de la bien interroger. Détaillons en conséquence les symptômes qu'éprouvent alors les blessés.

CHAPITRE PREMIER.

Symptômes généraux.

Ces symptômes, d'après les pathologistes, ont été divisés en quatre états différens : la naissance, l'accroissement, le dernier degré d'intensité, ou l'état proprement dit, et le déclin constituent les quatre périodes qu'ils leur assignent. Souvent il arrive dans la pratique qu'on ne peut en faire la distinction : leur gravité alarmante dès l'instant presque de leur apparition, et leur terminaison prompte et funeste, dérangent tout-à-fait l'ordre de la théorie. Cependant cet ordre n'en est pas moins avantageux pour la clarté de la doctrine ; et nous serons bien loin de nous en écarter.

Chez la plupart des tétaniques, le premier symptôme qui se présente est la difficulté de déglutir, de cracher et de parler. Je n'ai pu en suivre un, parce qu'il est sorti de l'hôpital pour aller mourir en ville deux jours après : mais il se levait, n'ayant reçu qu'une blessure assez légère, se promenait dans la salle, demandait souvent à manger, quand tout-à-coup il s'exhala en plaintes contre les officiers de santé, comme s'ils lui avaient donné des remèdes capables de l'empêcher d'ouvrir la bouche et d'avaler. Sa femme l'emmena porter ses plaintes ailleurs. C'était un vivandier de l'armée.

A la naissance de ce symptôme, qui est ordinairement le précurseur de tous les autres, qui se présentent plus ou moins collectivement, la mâchoire inférieure se serre contre sa congénère ; le crotaphite et les masseters se tendent quelquefois douloureusement. Bientôt les muscles de la partie antérieure du cou se prononcent et se roidissent visiblement; leurs antagonistes réagissent par une suite de la même irritation, et, comme ils sont plus forts et plus nombreux, la tête se renverse en arrière assez ordinairement. De tous les malades que j'ai vus dans cet état, quelques-uns cependant ont été exempts de ce renversement, qui élevait manifestement le sternum, et exhaussait la charpente de la poitrine.

Les muscles du bas ventre se tendent en même temps que la mâchoire se serre. Ce n'est pas qu'ils soient toujours également tendus; quelquefois ce n'est que vers les hypocondres que le tact peut s'exercer sur les viscères qui y sont renfermés; d'autres fois le diaphragme, repoussé en haut, laisse appercevoir un enfoncement considérable à la région de l'estomac, comme chez Dupuis, et alors la tension du bas ventre est moins forte.

La langue est communément sale, la bouche pâteuse, les urines rares et par fois supprimées, la constipation opiniâtre, malgré les envies d'aller à la garderobe qui se font sentir de temps à autre chez certains individus. La peau est pour l'ordinaire sèche, sans être brûlante.

Quand la respiration est gênée jusqu'à un

certain point, comme dans le cas de la dépres-
sion et de l'enfoncement de la région précordiale, alors le pouls est faible, mou, précipité.
Dans l'applatissement du bas ventre, je l'ai
trouvé réglé, assez développé, mais lent et
embarrassé, comme il arrive lors du passage
des fièvres d'automne à un caractère putride.

Le délire ne s'est présenté que deux fois sur
tant d'observations. Le malade se borne à avoir
un air rêveur et inquiet : ses yeux sont sans
vivacité ; la pupille en est considérablement
dilatée : les paupières sont presqu'à-demi-fer-
mées ; mais ce n'est pas le sommeil qui les
ferme, c'est l'inquiétude. Si le spasme s'affaiblit
par fois, il s'y présente une faible moiteur à la
peau, qui n'est pas de longue durée.

Dutexin est le seul malade que j'aie vu libre
de se coucher sur le côté. Je n'ai également
vu que dans un seul cas les bras se roidir, et
toujours les malades ont pu me présenter l'avant-
bras pour leur tâter le pouls. Il n'en est pas de
même des extrémités inférieures, qui étaient
très-tendues chez Josesky et quelques autres.

Aux symptômes que nous venons de rapporter se joignent quelquefois des redoublemens
convulsifs des parties déjà tendues, qui font
souffrir le malade et aggravent sa gêne : heureusement ils sont passagers. Il arrive aussi que
les

les envies de vomir, les étouffemens à la gorge, se font sentir avec violence. C'est le moment d'un surcroît d'irritation dans le bas ventre, l'estomac ou l'œsophage. Un symptôme qui m'a surtout frappé, est celui qu'éprouva Barzon dans son court accès, et que je dois exposer ici : c'était une douleur depuis la région épigastrique, le long du médiastin jusqu'à l'épaule, semblable à celle que ressentent les personnes attaquées d'hépatitis. Il s'y joignait, par intervalles, une toux sèche, qui ne l'a quitté que lors de l'éjection des deux vers qu'il rendit par la bouche.

Lorsque la moiteur dont nous avons parlé cesse, c'est le signal de l'augmentation des symptômes : la tension des muscles devient plus forte; la rétraction des angles de la bouche se prononce; elle s'aggrandit, tandis que les lèvres se rapprochent; tous les corps que le malade met entre ses mâchoires pour les tenir écartées, peuvent à peine résister à la violence de l'adduction. La salive épaisse et muqueuse ne peut sortir qu'avec les derniers efforts, et s'exprime entre les dents : sa sanguinolence, dont parlent quelques auteurs, ne me paraît que l'effet d'un accident. Les inquiétudes augmentent à cette époque, au point que j'ai vu des malades desirer la mort. Toujours point de garderobes ni d'urine, malgré les boissons dont ils cherchent à s'inonder; car la faim et la soif les tourmentent pour l'ordinaire, sans qu'ils puissent calmer l'une, ni éteindre l'autre. Les lavemens ont tout le mal de pénétrer dans le rectum, parce que les spasmes du bas ventre les repoussent.

Les spasmes du dos croissent visiblement, et la tête se déjette en arrière avec plus de violence : ce qui gêne davantage et la respiration et la déglutition. Enfin les sueurs reparaissent à l'habitude du corps; mais la face en est presque toujours inondée durant l'accès; et ces sueurs, je les ai vues, tantôt chaudes et tantôt froides, se succéder ainsi alternativement à différentes reprises, au point que je croyais un jour Morizot à sa dernière heure, parce qu'en lui tâtant le pouls, qui était faible, je lui trouvai l'avant-bras couvert d'une sueur froide.

Tout se ranima, et les symptômes vinrent enfin à leur comble. Ici le contour des yeux, à demi-fermés, devient bleu, les paupières livides, la bouche *ringente*, le cou arqué, le bas ventre d'une dureté extrême, les muscles noués; l'anxiété redouble; le thorax cesse ses mouvemens par intervalles; le pouls varie à chaque instant, et devient petit; il vacille; les sueurs gluantes se refroidissent, et le malade exprime le dernier soupir. Les muscles, aussitôt après la mort, reprennent leur attitude naturelle, et une souplesse que l'art n'avait pu obtenir.

Si le malade ne succombe pas à la gravité des symptômes, il s'y fait un changement favorable, et l'on voit renaître dans les parties contractées cette aptitude au mouvement volontaire, si desirée ; quelquefois même elle arrive assez promptement. J'ai observé que la mâchoire était toujours la première à donner le signal de la victoire. Barzon, un quart d'heure après avoir vomi, fut pleinement en état de mâcher et de manger. Cependant la renaissance des mouvemens de mastication n'est pas toujours aussi prompte ; et cela doit être. Le trismos de Jamin, qui avait souffert plus long-temps, ne cessa que par une gradation assez lente. C'est en raison de la fatigue qu'ont éprouvée les parties musculeuses, soit par la violence, soit par la durée des spasmes, qu'elles doivent recouvrer plus ou moins vîte leur agilité ordinaire. Tout ceci est dans la nature, et n'a pas besoin d'explication. On observera seulement que ce mieux-être n'a jamais été l'effet des sueurs, pas même constantes, comme on a dû la remarquer dans l'exemple unique du C.^{en} Cavat,

Chapitre II.

Quels sont parmi cette multitude de symptômes ceux qui indiquent les vers?

Si elle se prononçait toujours, cette nature, avec une énergie aussi prompte qu'elle a fait chez Barzon, les malades n'auraient pas plus besoin de médecins, que les médecins de recherches. Mais comme elle couvre ordinairement sa marche, et que c'est par les effets qu'il faut remonter aux causes; je pense que c'est dans les premiers symptômes qui paraissent, dans ceux qui sont particuliers au tétanos et comme caractéristiques, qu'il faut chercher ce qui le produit : car les autres symptômes étant ou communs à une foule de maladies, tels que l'anxiété, la gêne de la respiration, etc., ou dérivans de la prostration des forces et de la faiblesse de la vitalité, tels que la petitesse du pouls, les sueurs froides, etc., ils doivent être écartés de la discussion, comme ne pouvant jamais fournir aucune indication satisfaisante au praticien.

Le premier symptôme qui paraît sur la scène tétanique, est le serrement de la mâchoire, et la tension plus ou moins grande des muscles du bas ventre. La rétraction des angles de la bouche, la dilatation de la pupille, les paupières à demi-fermées, l'aperçu de la sclérotique à travers ces paupières, la faim qui tourmente le malade ; voilà encore des symptômes concomitans, qu'accompagnent quelquefois le pincement du nez, l'élargissement des narines, le teint hâve, plombé... Or, je le demande aux gens de l'art expérimentés, ces symptômes n'annoncent-ils pas la présence des vers ?

Quand on lit dans les auteurs qui ont traité des maladies vermineuses, les dérangemens que ces animaux occasionnent aux malades qui en ont ; quand parmi ces dérangemens on compte la faim, la voracité, la constipation, la tension du bas ventre, la pâleur, le pincement du nez, le rapprochement imparfait des paupières dans le sommeil, la dilatation de la pupille, la toux convulsive, l'épilepsie, etc.; quand on désigne tous ces effets comme des indications certaines de leur présence; quand ils servent à diriger le traitement : pourquoi ne veut-on pas reconnaître ces mêmes insectes comme auteurs du tétanos, lorsqu'il offre des effets parfaitement identiques, et où l'on voit l'énergie même de l'analogie ?

N'y eût-il que ce serrement simultané de la mâchoire et du bas ventre, si ordinaire à cette maladie ; cela seul doit mettre tout homme sans préjugé sur la voie de la découverte ; car il paraît que cette affection est peut-être le signe le plus caractéristique, d'après l'observation.

Un éditeur des Commentaires d'Houlier sur Hippocrate (c'est Jacot) rapporte un signe qui, selon lui, arrive aux enfans vermineux : il dit que, pendant le sommeil, lorsqu'ils sentent l'irritation des vers, ils remuent la mâchoire, et font des mouvemens de mastication. Ce fait est très-positif, et je m'en suis souvent assuré par moi-même..... A présent, personne n'ignore que le sommeil est la cessation de tout mouvement volontaire dans le système musculeux : si donc le premier mouvement qui se ressuscite à l'occasion des vers pendant le sommeil, est celui des masseters et des crotaphites ; pourquoi le spasme de ces mêmes muscles, qui prélude au tétanos chez les blessés, n'annoncerait-il pas aussi leur présence ? Remarquons en passant que, lorsque Jacot rapporte son observation, il la cite comme un événement familier.

A quoi bon m'appesantirais-je ici sur les indices vermineux que tirent également de l'œil les praticiens ? Il n'est pas un auteur recommandable dans l'art de guérir, qui n'en ait alors assigné les affections différentes.

L'anglais Monro regardait tellement cet organe comme le grand indicateur des vers, qu'il désignait la dilatation de la pupille, sinon comme un signe pathognomonique, du moins comme le signe le plus assuré pour le médecin. L'américain Jacquin, en même temps qu'il voyait dans les yeux brillans, et les paupières inférieures jaunes, ou bleuâtres, la preuve de leur présence, y trouvait également le signe précurseur des convulsions... Pourquoi donc lors du tétanos ces symptômes n'indiqueraient-ils rien de semblable?

Mais si l'on fait attention à la faim et quelquefois à la voracité des blessés, la certitude augmente. Ces infortunés demandent à manger; ils brûlent d'impatience jusqu'au moment de la distribution des alimens. Puisdarisky avait un appétit à crier famine : Joseschy avalait tant de riz qu'il pouvait : Chaverisi en demandait avec humeur : Jamin s'irritait chaque fois, et du retard de ses repas, et du peu de nourriture qu'on lui donnait... Cette faim peu naturelle à un blessé sans mouvement, et toujours au-dessus des réparations qui lui sont nécessaires lors de la suppuration même, n'annonce-t-elle pas chez lui des parasites, qui épuisent son chile et dévorent sa substance?

Je passerai légèrement sur les preuves que

peut offrir le tact, lorsqu'en palpant la région ombilicale, on s'aperçoit que le paquet intestinal est plus ou moins enflammé ; et je laisse volontiers de côté ce surcroît de preuves, qui me paraît inutile : car la cause occasionelle que j'ai mise en avant, me paraît à moi si évidente ; l'analogie des symptômes est si frappante dans les deux maladies mises en parallèle ; les signes qui l'indiquent sont si uniformes, si précis, qu'il est étonnant, je le répète, que jusqu'à ce jour on ait paru la méconnaitre. Au reste, il a été un temps où l'on ne parlait que méninges, aponévroses, tendons, etc. et sensibilité ; et c'est par là qu'on expliquait tous les symptômes du tétanos prétendu traumatique. Comment à notre tour les expliquerons-nous avec les vers ?

Chapitre III.

Explication des symptômes tétaniques.

Dans un article précédent nous avons envisagé le moyen et grand sympathiques comme les conducteurs principaux du stimulus tétanique, à la faveur de leurs communications respectives et de leurs ramifications immenses : il suffira donc ici d'y appliquer çà et là l'irritation des vers, d'en considérer les différens degrés comme les différens siéges, pour en saisir les particularités, les variations, l'ensemble, la durée et les résultats ; et je crois le but rempli. Dans un ouvrage aussi concis, on me permettra de passer sur une foule de détails inutiles au praticien physiologiste ; et devrait-il y en avoir d'autres !

Cependant, si je me rends raison à moi-même de la plupart des phénomènes convulsifs qui s'opèrent alors, parmi lesquels l'étouffement est le plus funeste et le plus rapide ; il en est un très-réel, très-prononcé, très-parlant, dont le langage m'est connu, sans pouvoir me l'expliquer de manière à me satisfaire ; je veux parler de la dilatation de la pupille. L'aigre-doux du fameux Petit, reporté des premières voies des enfans sur leur œil, n'est rien pour moi qu'un nom stérile, surtout auprès des blessés... Est-ce donc parce que la pulpe du nerf optique a perdu par l'irritation vermineuse le ton qui lui est nécessaire pour l'action de cette pupille, que celle ci se trouve ordinairement dilatée chez les tétaniques ? est-ce, au contraire, parce que l'œil à demi-fermé, à la suite de la contraction des paupières, se trouve alors dans la position où il est lorsqu'il cherche la lumière dans l'obscurité ? est-ce tantôt l'une et tantôt l'autre cause qui produit ce signe indicateur par excellence ? *Fiat lux.*

Chapitre IV.

Nouvelle classe de signes indicateurs.

Si le praticien est indécis, il peut encore recourir aux signes commémoratifs pour se mettre en état d'agir avec plus de connaissance de cause et de sécurité. La considération du passé met souvent sur la voie du présent, surtout si les intervalles se rapprochent.

Il faut donc demander au malade, si autrefois il a rendu des vers, et à quelle époque? Morizot, Martin, Guernon, m'ont avoué que cela leur était arrivé plusieurs fois à l'armée.

Il faut considérer aussi la constitution actuelle de ce même malade; s'il a une couleur blafarde, un teint plombé, un tempérament cacochyme..... Il faut le questionner, s'il a été sujet à une faim irrégulière et extraordinaire; à des tranchées éphémères, surtout lorsqu'il était à jeun; à des garderobes alternativement liquides et serrées; à des syncopes, des mouvemens convulsifs, etc.

Il faut examiner encore quelle a été la constitution régnante des maladies dans les pays qu'il a parcourus; si les camps où il a séjourné étaient situés dans des pays marécageux et infects; si la saison était pluvieuse et chaude;

si les soldats étaient abreuvés d'eaux croupies; si dans les différentes maladies qu'ils ont éprouvées, comme les fièvres et les dissenteries, ils n'ont pas rejeté des vers, etc.

Quel concours de preuves on peut tirer de ces questions qui, si les réponses sont positives, étant réunies aux symptômes particuliers que nous avons décrits, deviennent de plus en plus confirmatives que le tétanos chez la plupart des blessés doit son existence aux vers!

CHAPITRE V.

Du raisonnement à juvantibus.

A Dieu ne plaise que je sois le partisan de cette médecine lente qui, dans des cas où il faut agir, se repose sur un aphorisme. Souvent l'on met en avant les ressources de la nature pour couvrir l'incertitude des siennes... Je n'aime pas davantage cette médecine versatile dont la fluctuation est due à l'inexpérience ou à la paresse. Que penser de l'homme de l'art qui cherche à se tirer du vague de l'ignorance par des essais, en se disant. *faciamus experimentum in corpore vili?*... Malgré cela, il faut l'avouer aux détracteurs de l'art de guérir, il est encore pour les plus expérimentés des cas particuliers, où il faut avoir recours au résultat des remèdes appliqués avec sagesse, pour éclairer sa marche dans un dédale obscur où on ne voit pas. J'ai vu réussir une fois cette méthode dans notre tétanos.

Joseph Müller, de la quatre-vingt-treizième demi-brigade, blessé le 24 thermidor d'un coup de feu sur la face interne et inférieure de la cuisse gauche, après avoir été évacué sur différentes ambulances, entra à l'hôpital sédentaire le 21 fructidor suivant. Le 1.er vendémiaire, il se plaignit de dérangement d'estomac, et d'une douleur à la mâchoire inférieure, qui ne lui permettait d'ouvrir la bouche que de cinq à six lignes. Sa langue, qu'il pouvait à peine faire entrevoir, était sale, et les évacuans paraissaient indiqués. Le citoyen Garrigue, qui en prenait soin, lui administra, sur-le-champ, un grain de tartre stibiée, et une once de sel cathartique amer. Le malade vomit trois fois, eut six garderobes, et éprouva un mieux-être sensible : sa mâchoire fut de beaucoup dégagée. Le 22, il ne prit aucun remède, excepté une tisane d'eau d'orge miellée. Les lavemens qu'on lui avait prescrits, furent oubliés : il resta dans le même état où il se trouvait après avoir vomi. Le 23, il prit une poudre composée de quinze grains de mercure doux et de trente-six grains de rhubarbe en poudre; il avala ensuite, par-dessus, une potion huileuse : ce qui lui procura cinq selles, à la suite desquelles il a éprouvé le mieux-être le plus marqué. Des lavemens de graines de lin, joints aux mêmes remèdes, continuèrent les évacuations jusqu'au 27, que le malade se dit parfaitement guéri. En effet, à cette époque il remuait la mâchoire avec autant de liberté qu'auparavant.

L'infirmier chargé d'examiner chaque fois les évacuations, a omis de le faire exactement, de sorte qu'on ignore si le malade a rendu des vers : on n'en a point trouvé dans les dernières garderobes, qui ont été soigneusement visitées. On observe seulement que Müller, pendant tout le traitement, n'a cessé de demander du vin, et qu'on lui en a accordé chaque jour une demi-roquille. La suppuration a toujours été très-abondante, et même plus forte qu'elle n'était à désirer.

Une réflexion bien naturelle dut se présenter au praticien d'après cette observation, et éclairer son incertitude. Quand il vit ses succès, qu'il se rendit compte à lui-même des signes qui avaient éveillé ses soupçons, comme des remèdes qui avaient dégagé la mâchoire de Müller, et qu'il ne vit entrer dans ses formules victorieuses que les cathartiques amers, les mercuriaux, la tisane miellée, les potions huileuses, les lavemens adoucissans, l'émétique ; ne dût-il pas être tenté d'atribuer à l'existence des vers l'affection qu'il avait combattue, puisque tous les secours qu'il avait administrés entrent dans la classe de ceux qu'on oppose à leur irritation ? et dès-lors, en argnmentant *à juvantibus*, n'avait-il pas droit de trancher sur la cause qu'il n'avait qu'entrevue ?

Mais, dira-t-on, le malade n'a point rendu de vers !... Dites qu'on n'a point vu qu'il en ait rendu ; mais n'affirmez pas ce que vous ignorez vous-même, et, dans l'incertitude que vous affectez, prenez la voie la plus raisonnable, celle de remonter par les effets à la cause.

Cette preuve, cependant, je prie d'observer que je ne la donne que comme une preuve de surrérogation ; et certes, elle ne pourrait jamais servir de signe dans une foule de cas où il faut se décider sur l'heure, et où, lorsque les autres signes ont parlé, tout tâtonnement devient pusillanime et de la plus dangereuse conséquence.

Chapitre VI.

Objection contre la doctrine précédente.

Une observation singulière, rapportée dans les mémoires d'Edimbourg, paraîtra contredire ouvertement tout ce qui vient d'être dit au sujet des signes préconisés comme indicateurs des vers : la voici. Un enfant de quatre ans éprouvait des douleurs d'estomac, des démangeaisons du nez, des insomnies, des terreurs dans le moment du sommeil ; il se levait quelquefois en sursaut. Les symptômes augmentèrent : il se frottait le nez, soit qu'il dormît soit qu'il veillât : survinrent les convulsions, qui l'emportèrent, le sixième jour de sa maladie, malgré tout le secours de l'art.

A l'ouverture du cadavre, on trouva l'estomac vide, et le canal intestinal sans vers ; il ne s'y rencontra qu'environ deux onces d'une substance gluante et comme gélatineuse, au commencement du jejunum... Voilà donc le tétanos démontré sans vers, malgré toute leur apparence, par cette seule observation ; et dès-lors comment arguer de leur présence par des symptômes qui les indiquent au moins d'une manière équivoque ?

Cette question, toute pressante qu'elle paraisse au premier coup-d'œil, n'est pas impossible à résoudre ; on peut même la rendre infiniment problématique. En effet, de ce que le professeur d'Edimbourg n'a point vu de vers dans le canal alimentaire du petit Irlandais, il faudrait d'abord pouvoir conclure sans réplique,

que les deux onces de matière muqueuse, contenue au commencement du jejunum, n'en contenaient véritablement pas. Or, cette conclusion ne peut se hasarder aujourd'hui, d'après les observations innombrables des naturalistes; d'après la certitude même que nous avons acquise, que les vers causent les maladies à la peau, sans être visibles : et quand les symptômes seuls nous en accusent l'existence, le microscope ne vient-il pas tous les jours à leur appui, et démontrer que véritablement ils existent?... Lorsque S. Clair assure donc qu'il n'en a point vu, la seule chose qu'on puisse avancer raisonnablement dans le doute, c'est qu'ils n'étaient pas visibles à l'œil non armé : mais il serait téméraire d'assurer qu'ils n'existaient pas; tout le chaos infusoire de Linnée s'éleverait contre une pareille assertion.

J'accorde néanmoins, pour écarter toute idée de système, que la matière mucoso-gélatineuse du petit Irlandais n'en ait point contenu; serait-on autorisé à dire, d'après nos observations écrites de bonne foi, que les tétaniques dont nous avons parlé n'en ont point eu réellement? Douze à quinze preuves directes, positives, peuvent-elles être détruites par un fait négatif, simple et isolé ?.....

Et puisque tous ces malades, dont nous avons
exposé

exposé les dissections, en renfermaient dans leurs entrailles, quelquefois en assez grand nombre, toujours assez vivaces pour produire par leur irritation et même leur érosion, les symptômes que nous avons décrits; pourquoi les nier, parce qu'un Anglais dans un cas particulier n'en a point vu? n'est ce donc rien en médecine qu'une preuve directe de quinze contre un? C'est l'assertion à laquelle nous nous bornons en ce moment, pour assurer la marche du praticien. Les cas extraordinaires ne doivent jamais servir de règle dans des choses communes. Que dirait on d'un homme de l'art qui voudrait toujours traiter la vérole comme une affection arthritique, parce qu'il est arrivé à quatre guérisseurs de tenter concurremment cette cure insolite (*) ?

____

(*) Je veux parler ici de la prétendue cure de Marie-Anne Semeninn, soignée à l'hôpital bourgeois en 1789 (v. st.); cure de laquelle l'ignorance voulait s'enorgueillir aux dépens de la vérité la plus exacte. Mes antagonistes n'ont cessé de soutenir avec opiniâtreté leur honteuse bévue, sous prétexte de défendre leur honneur : mais quel honneur, grand Dieu!

C'était sous ce précieux motif qu'on rassembla un conseil composé de quatre graves consultans, qui décidèrent, à l'unanimité, que la très-vénérienne Marie-Anne Semeninn était travaillée d'un arthtitis vague, quoique des personnes de l'art, auxquelles le traitement de la v..... est très-familier, fussent bien convaincus avec moi, que son mal était une v....., confirmée, très-caractérisée.

La prépondérance de cette décision dans l'opinion publique sur celle des quatre consultans affidés pour me perdre, faillit à m'être

En nous résumant sur l'observation Edim-
bourgeoise, on verra qu'elle ne fait aucune mention du trismos, ni du serrement de la région
épigastrique, deux signes primitifs, et que l'on
regarderait à bon droit comme les indicateurs
par excellence de la présence des vers dans
notre maladie. Seuls ils pourraient déjà écarter
tous les doutes, et diriger le choix des moyens
curatifs : il faut donc particulièrement s'y
attacher. Abandonne-t-on la boussole, parce
que par des modifications qui nous sont encore
inconnues, elle égare quelquefois le nauton-
nier vers le pôle ; et l'aiguille aimantée n'est-
elle pas toujours le conducteur le plus habile
pour le pilote qui veut traverser les mers ?

---

funeste. Eh ! que ne peut pas la passion, quand elle a pour sou-
tien la bassesse, l'intrigue et l'or ? Ce n'était point assez de me
priver ignominieusement de ma place de médecin à cet hôpital ;
mais il était question de me conduire à l'échaffaud, et le jugement allait être porté. Heureusement que je m'échappai de Strasbourg à la faveur d'un souterrain que m'ouvrit un de mes amis.
J'aurais depuis long-temps tiré une juste vengeance de cette
vexation, si depuis cette époque je n'avais eu à donner tous mes
momens aux intérêts de la chose publique. Mais aujourd'hui, que
mon heureuse destinée m'a rendu à la classe tranquille de simple
citoyen et à mon ancienne carrrière, l'occasion de remettre sous
les yeux des hommes de l'art instruits les détails circonstanciés
de la déplorable situation de la Semenian se présentera bientôt.
Disons, en attendant, que cette infortunée n'eût jamais succombé
à sa maladie, s'il eût été possible que l'ignorante présomption
voulût céder sans rumeur à l'évidence et à la raison.

SECTION IV.

Du jugement qu'on doit porter sur le tétanos chez les blessés, et des précautions à prendre pour l'éviter.

Jusqu'ici on s'était plu à croire que le tétanos à la suite des blessures dérivait toujours d'elles, soit que des nerfs demi-coupés, des esquilles, des corps étrangers, etc. le produisissent, soit qu'il dût son origine à des pansemens vicieux et dirigés par la routine. Cette idée, qui a plus d'un partisan encore, écartait souvent la réflexion de sa cause la plus commune, et, en effrayant l'artiste sur la suite des plaies, devait le rejeter sur des moyens incertains de curation, comme sur des jugemens faux et illusoires, relativement aux dangers des blessés. Aujourd'hui que la nature interrogée avec moins d'érudition et plus de simplicité, paraît avoir révélé son secret, appliquons-nous à mieux juger ses dérangemens et ses opérations.

Si l'on a dit que le tétanos qui survient aux plaies, est le plus dangereux de tous; disons, à notre tour, qu'une fois bien connu dans son principe, il n'est pas aussi dangereux qu'on pourrait le penser : disons encore que les précautions pour l'éviter ne sont point aussi étendues que celles auxquelles la théorie ancienne chercherait à astreindre le soldat.

Chapitre premier.

Bases du pronostic.

Pour se former une idée juste de cette maladie, et asseoir le jugement qu'on doit en porter, il faut la considérer dans sa cause, examiner l'époque de sa naissance, la vigueur et l'étendue de ses symptômes, l'état du malade qui en est attaqué : ces bases doivent, si je ne me trompe, acheminer à un jugement sain.

L'observation confirme que ce n'est que quelques jours après les blessures reçues que le tétanos se fait sentir ; qu'il survient quelquefois fort tard, même après la cicatrisation parfaite, lorsqu'il n'existe plus de douleur à l'endroit de la plaie. Comment dans ce dernier cas, je le répète, peut-on, de bonne foi, l'appeler traumatique ? Ce serait un effet sans cause.

Il est bien vrai que, lorsqu'une blessure est grande, en pleine suppuration, et que le malade est affaibli ou souffre considérablement, cette complication peut influer sur les suites du tétanos : mais ce danger accidentel, le tétanos le partage avec toutes les autres maladies qui pourraient survenir aux blessés, et il ne dérive point de sa nature même.

On peut en dire autant du tempérament du malade que des maux complicans. S'il est faible, sensible, irritable, d'une constitution délicate, vaporeuse ; s'il a perdu beaucoup de sang ; point de doute que l'homme de l'art n'ait plus à redouter des effets de l'irritation : et je ne crois pas, lorsqu'on assure que les enfans sont plus sujets au tétanos que les vieillards, qu'on puisse certiorer que les femmes y sont moins sujettes que les hommes les plus robustes. On peut passer cette assertion au docteur Cullen, à la suite de tant d'autres : mais il y aurait, à la soutenir, une contradiction frappante entre les deux propositions.

Parmi les soldats qui ont été attaqués de notre maladie à l'hôpital sédentaire, il a été facile d'apercevoir que l'irritabilité de la fibre a influé sur la violence du mal. Cependant les plaies les plus graves par la nature des parties blessées, l'étendue des engorgemens, etc. n'ont point paru, malgré cela, augmenter les symptômes tétaniques chez Barzon. Son mal se bornait à la mâchoire, et a promptement cessé, dès qu'il a rendu le ver qui l'occasionait : et quoique, dès cette époque, tous les symptômes de sa plaie aient pris un funeste accroissement ; que toute l'extrémité soit devenue enflammée dans toute sa longueur ; que, malgré le débridement des parties aponévrotiques, les muscles se soient disséqués par l'abondance de la suppuration ; que la résorption purulente ait engendré une fièvre colliquative., qui s'est terminée par des déjections involontaires et infectes ; aucune contraction. forcée, .aucune rigidité spasmodique n'a reparu..

Il paraît donc que c'est surtout à la cause qu'il faut s'adresser pour établir d'abord les différens degrés du danger. Un seul des morts que nous avons cités, a offert à la dissection des vers ascarides ; et tous les autres, ainsi que lui, avaient des vers strongles. C'est aussi de. ces derniers vers qu'ont rejetés les défenseurs de la patrie qui ont survécu à cette maladie : et si tout se fait en proportion dans le rapport des causes aux effets, il doit s'en suivre, toutes choses égales d'ailleurs, que plus un blessé en renfermera dans ses intestins, plus fortes et plus opiniâtres doivent être les convulsions tétaniques.

Mais pourquoi n'ont-ils pas produit ces convulsions dans le moment même de la blessure ou peu de temps après, puisqu'ils existaient alors ? Je l'ai déjà dit, c'est qu'ils n'étaient point encore affamés. Elles se renforceront donc encore en raison de la diète sévère du malade et de sa faim.

Elles doivent être également influencées par la région du canal alimentaire que ces malheureux hôtes habitent ; soit que l'estomac et les intestins grêles soient pourvus de membranes plus sensibles et plus délicates, tel qu'il est de fait ; soit que les plexus nerveux qui s'y disséminent, soient plus rapprochés du lieu dont la secousse détermine le mouvement de contraction dans la mâchoire et les autres parties du système musculeux qui la partagent. Ceci n'est point une conjecture, et de tout temps l'expérience a prouvé que dans les maladies du canal intestinal, les petits intestins ont toujours eu sur les gros la prépondérance pour la gravité des symptômes : pourquoi donc ne l'auraient-ils pas dans le tétanos?

Au reste, de tous ces points particuliers, c'est l'œsophage qui m'a paru le foyer de l'irritation la plus active et la plus funeste. J'ai toujours vu que les vers qui le picottent, s'ils ne se procurent point une issue par la bouche, causent bientôt les désordres les plus rapides sur la circulation pulmonaire, et enlacent sous peu l'inspiration et le principe du mouvement.

Enfin, un dernier point dont il faut partir pour mesurer toute l'étendue du danger, c'est la gravité des symptômes qui se présentent, et leur accumulation. Quand le trisme paraît seul, le malade n'éprouve du tétanos, pour ainsi dire, que la plus faible nuance : ses douleurs se bornent à la tension de l'articulation de la mâchoire ; à la constriction du bas ventre, qui plus ou moins l'accompagne ; à la faim et à la soif, qui s'y trouvent par fois réunies ; à la difficulté d'expectorer, de cracher, de parler... Quelle distance de ces symptômes, surtout s'ils sont légers, à cette accumulation de maux qui roidissent le tétanique et le refoulent sur lui-même !

Ils sont en général la suite ordinaire d'une irritation majeure, portée le plus souvent à l'extrême pour n'avoir pas été combattue dans son principe.

Alors, véritablement, le danger est alarmant, parce que les dérangemens sont plus multipliés : parce que les muscles noués opposent à la circulation générale une résistance, qui détourne sur les viscères et la peau la majeure partie des fluides qui devaient porter partout une souplesse proportionnelle : parce que les embarras augmentent dans ces viscères en raison des surcharges qu'ils éprouvent ; que la tête et le poumon en deviennent accablés, et qu'enfin une partie du tout, pour avoir été trop forte, subjugue le reste par engorgement, et se perd avec lui.

Remarquons néanmoins, avant de quitter cet article, que nous n'avons prétendu exposer, en le traçant, que des généralités propres à former un corps de doctrine, et à diriger le coup-d'œil du praticien ; mais qu'il se rencontre des cas où la marche de la nature s'éloigne de ces données : on voit, par exemple, le trismos seul, joint à la tension des muscles abdominaux, faire périr un tétanique assez promptement ; tandis qu'une foule d'autres accidens réunis aux deux précédemment dits, après avoir tourmenté long-temps le malade, le laissent cependant à la vie.

Quoique dans ces circonstances le jugement soit difficile, je ne crois pas qu'il puisse l'être infiniment pour l'homme de l'art qui sait observer. Lorsque les forces vitales persistent malgré la réunion des lésions, pourquoi renoncerait-il à l'espoir d'une cure consolante? mais si le pouls est faible, si la circulation languit, si la respiration est laborieuse, entrecoupée, chancelante; à quoi peut-il prétendre, quand même le bas ventre et la mâchoire seule seraient serrés? L'enfoncement hideux de l'épigastre et la contraction du diaphragme doivent plus que suffire pour décider son prognostic.

Chapitre II.

Examen de la doctrine d'Hippocrate sur le danger du tétanos.

De toutes nos observations l'on a dû conclure que le tétanos devait être regardé comme une maladie aiguë, et dans les auteurs je n'en trouve aucune qui contredise cette doctrine : celle qui fixe l'époque à laquelle il doit se terminer, d'une manière salutaire ou nuisible, mérite-t-elle la même confiance?

D'après la décision du père de la médecine, il pourrait prendre envie de croire que le malade qui en est affecté, doit succomber dans les quatre premiers jours de son accès, et que, s'il y survit, il recouvre la santé. *Qui tetano corripiuntur, intrà quatuor dies intereunt; si verò hos superaverint, sani evadunt.* Je suis loin de penser qu'Hippocrate ait voulu induire la postérité en erreur, tandis qu'il n'avait fait que généraliser ses observations. C'en serait cependant une très-grande d'ajouter une foi aveugle à son aphorisme. Il est plus d'un exemple de tétaniques morts après huit jours de spasmes continus. Morizot ne termina sa carrière qu'au sixième jour de sa maladie, et ce ne fut que le quatorzième que périt l'officier

Cavat. Ces défenseurs eussent bien desiré que l'oracle de Cos eût été infaillible. Le praticien doit s'attacher à une boussole plus sûre que celle des jours critiques; qu'il ne perde jamais de vue l'état des forces et du pouls.

CHAPITRE III.

Autre opinion exagérée, réfutée également par l'expérience.

A entendre *le Cat*, dont les talens ont fait honneur à la chirurgie française, le tétanos n'épargne pas : de douze malades qu'il en a traités à l'Hôtel Dieu de Rouen, aucun n'en est réchappé. Dès lors l'expérience avait dû lui faire regarder cette maladie comme absolument mortelle : c'est plus que du danger !

L'expérience à son tour vient de réfuter à Lille cette inévitable léthalité; puisque de trois malades qui ont éprouvé cette affection à l'hôpital militaire, un est parfaitement rétabli.

A l'Hôpital sédentaire de Strasbourg la proportion se trouve à peu-près la même; et de vingt-deux tétaniques, depuis le mois de messidor, sept ont été guéris. Cette proportion est fameuse en mathématiques : ici elle se borne à énoncer les périls et les ravages d'une maladie convulsive.

Chapitre IV.

Précautions pour éviter le tétanos dans les camps.

Puisque le tétanos dont nous avons parlé doit sa naissance aux vers, ainsi que nous l'avons démontré, il est évident que les précautions à prendre dans les armées pour éviter ce fléau, doivent tendre à empêcher tout développement de ces insectes.

A Dieu ne plaise que je désapprouve les mesures qui sont conseillées dans des ouvrages pleins de vues intéressantes pour le soldat; et il serait à desirer qu'elles pussent être mises en pratique aussi facilement que la théorie les prescrit. Cependant comme aucune, ou très-peu de celles que j'ai parcourues, ne militent contre les vers; c'est sur celles-là que je crois devoir diriger les vues prophilactiques dès l'ouverture d'une campagne. Je serais bien plus sobre dans leur énumération, si Hippocrate, dans son traité si plein de grandes vues sur l'air, l'eau et les sites; si Végèce, dans son ouvrage sur l'art militaire des Romains, que je trouve cité dans toutes les Hygiènes modernes, nous avaient donné quelque chose de précis sur cette matière. Mais j'ai beaucoup à me plaindre d'une affreuse stérilité.

Quand Pringle regarde les eaux et le régime comme deux sources principales des maladies militaires, sa prédilection pour l'air n'est-elle pas trop exclusive? et l'air lui-même n'est-il pas souvent infecté par les eaux?... Lancisi, qui a fourni à cet auteur tant de matériaux et de réflexions pour son ouvrage des maladies des armées, méritait aussi ses regards quand il a exposé l'influence des eaux marécageuses et croupies sur les maladies vermineuses. Je ne citerai ici ni les autorités anciennes et modernes dont s'appuie le médecin de Rome, ni les expériences qu'il a faites pour démontrer comment ces eaux deviennent, pour ainsi dire, la matrice d'une innombrable population d'insectes, au point que non-seulement elles fourmillent d'une quantité incommensurable d'œufs et de vers, mais que l'air ambiant en devient lui-même surchargé : je me bornerai à indiquer les conclusions pratiques qu'il a tirées de ses observations, et les appliquerai aux soldats, lorsqu'ils sont campés dans les marais.

C'est de ne pas séjourner long temps dans les endroits mal-sains, si la nécessité exige qu'on s'y arrête. Il doit donc entrer dans les vues d'un général sage, et qui aime la santé du soldat, de varier de temps en temps la castramétation. Végèce disait déjà de son

temps : *Si autumnali æstivoque tempore diu-
tiùs in iisdem locis militum multitudo consis-
tat, ex contagione aquarum et odoris ipsius
fœditate vitiatis haustibus, et œre corrupto,
perniciosissimus nascitur morbus, qui prohi-
beri non potest aliter, nisi frequenti mutatione
castrorum.*

C'est de ne point manger des alimens qui
croissent dans ces endroits, ni boire des eaux
qui y sont usagères. *Nec perniciosis vel palu-
dosis aquis utatur exercitus ; nam malæ
aquæ potus, veneno similis, pestilentiam bi-
bentibus generat.* S'il n'est pas possible autrement, c'est le cas de distribuer au soldat du
vinaigre pour en corriger la mauvaise qualité.
Cette méthode salutaire était déjà en usage
chez les Romains.

C'est de ne point s'affaiblir par les plaisirs
dans cette atmosphère impure, ni se livrer
au sommeil sur le bord des marais. Les exercices
du soldat, bien distribués, doivent les garantir
des premiers : *Laboris consuetudo et in castris
sanitatem, et in conflictu potest præstare
victoriam.* Qu'ensuite les tentes, bien aérées
pendant le jour, soient fermées pendant la
nuit, pour intercepter la facilité des résorptions
durant le repos. *Ne sine tentoriis milites
æstate commorentur.*

C'est d'allumer de temps en temps des feux qui purifient l'air, soit en repoussant par un mouvement salutaire les miasmes nuisibles qu'il récèle ; soit en détruisant à la faveur d'un calorique surabondant, la population invisible dont il est imprégné : *Ne lignorum patiantur inopiam*... Ici, dans les lieux humides, le besoin tient lieu de discipline ; et il est rare qu'on oublie d'allumer de distance en distance des feux, surtout dans les camps dont le voisinage est bien fourré.

A ces précautions salutaires, et dont l'antiquité même nous a tracé les avantages, on pourrait ajouter celle de couvrir de temps en temps d'une forte couche de terre les privés des camps; celle de ne point manger de viande exposée pendant quelque temps aux impressions d'un air humide et marécageux, à moins qu'on ne l'assaisonne de végétaux et d'acides; celle de s'abstenir de ces comestibles où les vers se développent par la fermentation même qui leur donne un goût très-recherché, comme le fromage, etc. : mais dans le chaos des besoins d'une armée, souvent il faut se borner au conseil, et vouloir sévrer le défenseur de la patrie de ce qui lui devient de temps en temps nécessaire, c'est étaler une théorie qui ne sera jamais respectée.

Je terminerai ce chapitre par les liqueurs

fortes. La modération dans leur usage est recommandée par les auteurs modernes qui ont écrit sur le militaire ; et ils en blâment à juste titre les excès. Parmi les raisons qui servent de fondement à leur réprobation, j'en trouve une que je crois devoir combattre : on assure que ces excès conduisent au tétanos... Je ne crois pas que ce soit au tétanos vermineux dont nous nous sommes occupés jusqu'ici ; car il est de fait que les liqueurs fortes versées sur les vers les tuent à l'instant... Leur usage serait au contraire un moyen pour les écarter.

On ne me reprochera pas, sans doute, de n'avoir fait aucune mention de ce genre de précautions qui tendent à combattre la disposition naturelle favorable au développement de ces hôtes homicides ; telle que la laxité des solides, la stagnation des humeurs, la saburre abdominale, la cacochimie, etc. etc. Végèce en avait déjà fourni de son temps le remède, lorsqu'il dit : *Sed rei militaris periti plus quotidiana armorum exercitia ad sanitatem militum putaverunt prodesse, quàm.......* ; et nos médecins sont trop instruits aujourd'hui sur les avantages de l'art gymnastique, pour contredire la vérité du principe de cet écrivain. Cependant le régime militaire peut manquer son but, et ne point remédier à ces accidens

par

par le mouvement et l'exercice; c'est alors à
l'homme de l'art à en prévoir les suites lorsqu'un blessé vient recourir à lui dans **un**
hôpital.

Chapitre V.

*Précautions à prendre pour éviter le tétanos
dans les hôpitaux, lorsque le soldat y arrive
blessé.*

Il est encore là des moyens prophilactiques à mettre en usage ; et je les crois si
importans, que ce serait, selon moi, un abus
condamnable de les negliger. Il n'est qu'une
précaution à prendre en les employant, c'est
celle de les subordonner aux circonstances, et
de faire en sorte qu'ils ne nuisent point à l'état
des plaies.

Il se présente d'abord une question prélimi-
naire à faire aux blessés, c'est, s'ils ont eu
autrefois des vers, et s'ils en ont rendu. Nous
avons donné ailleurs un détail suffisant des
signes commémoratifs qui pourraient, dans
l'incertitude, en faire présumer l'existence, et
nous ne reviendrons point sur cet article.

Dans tout état de cause, je crois que voici
le point capital à observer : on le malade annonce, par les signes ordinaires, une saburre

dans les premières voies ; ou il a de l'appétit plus qu'on ne devrait l'espérer. Le praticien doit saisir habilement l'une ou l'autre de ces indications, pour mettre en avant ses moyens préservatifs, sans attendre que le mal soit prononcé. Ici, ou jamais, peut s'appliquer la sage maxime de l'antiquité pour se conduire dans tous les événemens : *principiis obsta.*

Eh ! qu'y a-t-il donc à craindre, dans les cas de saburre, d'évacuer un blessé par haut et par bas, si rien ne s'y oppose, et de joindre aux évacuans ordinaires ceux qui militent en même temps contre les vers ? Ne les donne-t-on pas, même seuls, à de petites doses rapprochées convenablement, dans l'intention unique de débarrasser le canal intestinal, quoiqu'on n'y soupçonne pas ces insectes ? Pourquoi donc en rejeter l'usage, lorsqu'on a raison de les soupçonner ? Si les garderobes bien examinées paraissent, par leur absence, déposer contre le choix des moyens, au moins ne peuvent-elles jamais déposer contre leur effet salutaire, puisque les évacuans, lors de la saburre, sont toujours de la dernière importance.

On pourra, après leur usage, prescrire une boisson savonneuse et miellée, des potions où il entre de l'huile et des adoucissans, des lavemens qui tiennent le ventre dégagé. Cette conduite ne peut être blâmée par l'homme de l'art qui cherche à aider la nature; elle encourra tout au plus les reproches amers de ces pathologistes austères, qui, ne regardant jamais les remèdes comme innocens, en réprouvent toujours l'usage, dès que l'événement ne justifie pas leurs combinaisons : philosophie trop rigide, puisque ceux que nous prescrivons ne laissent pas, quoi qu'il arrive, de rendre les humeurs plus ductiles, et de tenir les premières voies libres; double avantage, dont il n'est aucune plaie qui ne fasse plus ou moins son profit!

Le succès que vient d'avoir le citoyen Lombard dans un cas de saburre pareil à celui dont je viens de parler, trouve ici sa place naturelle. Tout le monde connaît son ouvrage sur l'utilité des évacuans dans la cure des plaies récentes; ouvrage fondé sur un enchaînement d'observations. Il les trouva fortement indiqués chez Charles Cibert, volontaire au premier bataillon de la soixantième demi-brigade, et de suite il les employa. Cibert était entré à l'hôpital le 19 nivôse, à la suite d'un coup de feu qu'il avait reçu le 17, un peu au-dessous de la clavicule, du côté droit. La langue était sale et limoneuse, et le bas ventre embarrassé : le malade avait eu quelques coliques irrégulières. Un purgatif fut prescrit, et ce remède remplit parfaitement son objet. Cibert eut huit selles dans la journée, et trois dans la nuit. Chacune des selles nocturnes donna un ver strongle de la longueur de huit à neuf pouces ; ces trois vers étaient morts. Dans la nuit du 26 au 27, il en a encore rendu deux dans le même état, et, par les précautions prises, il n'a donné aucune inquiétude sur le tétanos.

Le cas contraire à la saburre vient-il à s'offrir au médecin, et le blessé a-t-il plus d'appétit que son état ne pourrait le permettre ? très-probablement ses hôtes le pressent et demandent à être nourris. Il ne faut point alors refuser des alimens jusqu'à un certain point, à moins d'une victorieuse contre-indication.

Si la diète trop sévère nuit dans les plaies, où souvent il faut donner des forces à la nature pour qu'elle assimile des sucs de bonne qualité, les amène, et les maîtrise dans ses foyers de réparation ; à plus forte raison doit-elle nuire lorsqu'une partie de ces sucs restaurateurs est enlevée sur sa route par des parasites assassins ! Il faut donc, dans ce cas présumé, être moins avare sur la dose des alimens. Qu'ils soient doux et de facile digestion, afin que l'estomac affaibli ait moins à faire pour pourvoir au double besoin du blessé ; et, puisque les distributions n'en peuvent être rapprochées dans les hôpitaux, que du moins elles soient entremêlées par les tisanes, les huileux et les lavemens dont nous venons de parler. En enveloppant les vers repus, s'ils existent, ces remèdes ne leur seront pas moins funestes à la longue; et, s'ils n'existent pas, le malade rassasié modérément ne souffrira que de sa blessure. Elle est toujours là pour dire, par ses accidens, si le blessé est trop nourri.

Je ne m'étendrai pas sur la manière dont on peut varier cette double précaution, et je ne doute pas de ses succès futurs pour prévenir le tétanos vermineux des défenseurs de la patrie. Il y a plus; car, outre l'exemple que je viens de citer, j'aime à croire que cette cure prophilactique a déjà été plus d'une fois salutaire depuis que quelques officiers de santé la suivent à l'hôpital; et on a vu deux fois les symptômes avant-coureurs de cette maladie dissipés par sa prévoyante application. Ainsi l'on peut par des digues salutaires rallentir le cours des sources profondes presque à la naissance de leur lit : ne les laissez pas se précipiter des collines, ni se grossir des pluies, des neiges et des torrens; ou bientôt elles rouleront sur les plaines effrayées toutes les horreurs du ravage !

SECTION V.

Quels sont les remèdes à employer dans la cure du tétanos?

Il n'est pas rare de passer des craintes à la réalité. Que faudra-t-il donc faire si, malgré toutes les précautions prises, le tétanos survient réellement au blessé? L'homme de l'art, une fois convaincu que cette affection à la suite des plaies n'en est point un symptôme relevant, mais une nouvelle maladie qui les complique (si les signes présens ou commémoratifs lui ont indiqué l'existence des vers comme cause de cette complication), ne doit plus balancer pour le choix des remèdes, dès qu'il veut s'adresser directement à la cause : ce sont les vermifuges qui feront la base de sa curation. Comme il se rencontre alors de temps en temps des symptômes d'irritation qui paraissent exiger des moyens généraux, relativement à leur intensité, nous en parlerons aussi en indiquant les circonstances qui les exigent ; et pour ne rien oublier dans une matière aussi importante, nous passerons en revue les autres moyens curatifs, vantés et prodigués même jusqu'à nos jours, afin de déterminer jusqu'à quel point l'homme de l'art peut y avoir confiance, et en conseiller ou rejeter l'application.

CHAPITRE PREMIER.

Des vermifuges internes.

Nous commencerons par les remèdes qui vont à la cause, de quelle manière qu'ils soient administrés.

La classe des vermifuges à prendre intérieurement, est la plus riche. Un auteur célèbre l'a distribuée en trois genres principaux. Le premier genre comprend les corps âpres et rudes au toucher, qui, agités par le mouvement péristaltique des intestins, peuvent blesser les vers par leur aspérité, et leur donner la mort : tels sont la raclure d'étain, la limaille de fer, parmi les minéraux ; et, pour le règne animal, le corail et la coraline pulvérisés. Chacun de ces remèdes a des partisans d'un grand nom. Il en est qui ont donné à chaque remède isolé une préférence marquée. Il en est d'autres qui les ont alliés pour les prescrire ; et, sans avoir égard s'ils étaient solubles dans nos humeurs ; si cette solution opérée dans les intestins, avait quelque part aux succés qu'ils obtenaient ; si ces succés n'étaient pas dûs à d'autres corps dont ils se servaient comme excipiens ou véhicules ; ils les ont exclusivement attribués à une cause méchanique et à un frois-

H 4

sement destructeur. Je n'examinerai point ici s'ils ont tort ou raison dans ce qu'ils avancent ; je me contenterai de faire une seule réflexion relativement à l'usage de cette classe de vermifuges ; c'est que, comme ces remèdes n'agissent qu'au bout d'un certain temps, et que dans le tétanos il est difficile de calculer la rapidité de sa marche et de temporiser, il vaut mieux mettre de côté ces anthelmintiques, tout préconisés qu'ils sont, et en choisir qui soient plus actifs. Qui sait d'ailleurs, si une partie du canal intestinal n'est point engorgée et enflammée à la suite de l'irritation? ce qui est plus qu'ordinaire. C'est d'après ces principes que j'ai fait le sacrifice de la célèbre lenteur de ces remèdes à la vitesse du danger; et je n'en ai absolument fait aucun usage pour les malades au secours desquels j'ai été appelé en consultation.

Le second genre comprend les vermifuges qui répandent dans le canal alimentaire, sans interruption, une odeur désagréable et pénétrante, très-nuisible à ces insectes. Cette odeur propre à certaines substances, est telle qu'elle s'insinue dans toutes les parties du corps humain, en empreint tous les liquides, et s'exhale avec eux. On voit bien que je veux parler de l'ail, dont Hippocrate louait déjà les vertus;

de l'assa - fœtida, dont l'odeur, toute forte
qu'elle est, fait néanmoins les délices des Asia
tiques; de la racine de valériane, si exaltée par
nos modernes, et du souffre qui, dissous dans
les premières voies, malgré son insipidité na-
tive, rend les excremens d'une odeur insup-
portable. Il est hors de doute que l'art n'ait dû
à ces substances des cures surprenantes, et
qu'elles ne soient des anthelmintiques puis-
sans avoués par l'expérience ; mais, par les raisons que j'ai citées plus haut, je m'en suis également abstenu.

Le troisième genre renferme tous les autres
corps qui , sans être remarquables par leur
aspérité ou leur odeur forte, n'en sont pas moins
doués d'une force vermifuge réelle et confirmée par de nombreuses observations. Nous ne
suivrons point le détail des différentes espéces
qui en découlent : il nous faudrait parcourir
les amers, les aromatiques, les préparations
de mercure, d'antimoine, de fer et de cuivre;
il nous faudrait de la boisson la plus naturelle,
qui est l'eau, descendre aux huileux, à l'hy-
dromel, aux liqueurs les plus fortes, produit
de la fermentation : il faudrait, outre la liste
innombrable des médicamens simples, passer
en revue une foule de compositions officinales
ou galéniques ; un amas de recettes vaines

achetées par les gouvernemens dupes ; en un mot, débrouiller ce fatras de formules incertaines, dont nous a heureusement débarrassés une médecine saine et éclairée par la philosophie : et certes, il y aurait bien peu à ajouter au formulaire des hôpitaux militaires, s'il n'était point assez développé, pour fournir au praticien les ressources dont il a besoin dans la cure du tétanos vermineux.

Quant à moi, voici les remèdes dont j'ai cru devoir me servir, et que j'ai vu employer avec fruit par les officiers de santé mes collaborateurs ; et j'ose dire que j'en étendrais peu l'usage, à moins de quelqu'indication particulière.

Il n'est pas toujours aisé de faire périr les vers dans le corps humain, avant de les éconduire : ils sont très-vivaces ; et l'on n'a pas oublié que, vingt-six et même trente-six heures après la mort, on les a trouvés encore en vie dans les intestins des blessés qu'ils avaient fait périr. Se borner donc aux vermifuges seuls, paraît une cure hasardée, susceptible d'insuccès. Il me semble plus raisonnable de marier les évacuans aux anthelmintiques, soit qu'ils entrent dans une même formule, soit qu'on les donne séparément.

Si des symptômes plus précis annoncent

que les vers sont dans l'estomac, ou qu'ils n'en sont pas éloignés ; pourquoi ne point donner alors l'émétique, si la nature de la plaie n'en interdit point l'usage ? et si l'officier de santé répugne alors aux remèdes qui provoquent le vomissement par irritation, tel que l'hippéka-kuana, le tartre stibié, etc. ; n'a-t-il pas le vomitif des Romains, dont on néglige peut-être trop l'emploi dans de certaines circons-tances, je veux dire l'huile donnée à très-grande dose? Ici elle réunit la double pro-priété de faire vomir et de tourmenter les vers.

Quand les tranchées autour du nombril annoncent que ces insectes sont logés dans les petits intestins, je ne répugnerais point que dans cette occurrence on administrât un pur-gatif amer, mêlé avec des mercuriaux, pour les tuer et les expulser tout à la fois. C'est dans cette vue que je prescrivis à Morizot la rhu-barbe avec le mercure doux, lorsque la déman-geaison et le pincement de nez qu'il éprouvait, me firent soupçonner que son affection tétani-que pouvait bien être due à des vers. Il est vrai que le remède n'opéra point chez lui, et qu'il succomba aux symptômes qui depuis six jours l'accablaient : il n'en était pas moins indiqué, et, depuis cette époque, d'heureuses expériences ont plus d'une fois confirmé cette pratique.

J'ai eu lieu d'observer que les remèdes chez cette sorte de malades exigent d'être donnés à de très-fortes doses pour produire leur effet. Le tétanique dont il est parlé dans la quatrième observation, avait pris l'émétique à la dose de sept grains en lavage, sans qu'il s'en suivît aucune évacuation que le lendemain. On pourrait donc leur prescrire des purgatifs, ou très-forts, en une seule fois, ou très-dosés, dont on ferait prendre des portions par petits intervalles; ce qui me paraît le parti le plus sage : on aiderait ensuite le tout par des sels cathartiques, s'ils venaient à rallentir leur opération. C'est ce qui fut fait à Jamin : aussi rendit-il deux vers à la suite d'un pareil purgatif, et peu à peu sa mâchoire se desserra.

Dans l'intervalle des purgatifs on fait avaler au malade, toutes les trois heures, une cuillerée à bouche de fine huile d'olive. A défaut j'y ai substitué celle de pavot. La tisane miellée a été prescrite pour boisson ordinaire.

De la tisane miellée, dira-t-on ! Oui, de la tisane miellée. Un des princes de la médecine, Aetius, la donnait déjà avec fruit de son temps ; et du nôtre, le célèbre Lanzoni a prouvé par des expériences suivies, que le mélicrat tuait les vers. Est-ce parce qu'elle réunit à cette qualité celle d'être agréable à boire, qu'on voudrait la rejeter?

Une précaution à prendre, en avalant tous ces liquides, est d'éviter qu'ils ne se dévoient sur la trachée-artère. Il vaudrait mieux en suspendre l'usage, crainte de susciter ces étouffemens terribles qui accélèrent la mort, ainsi qu'il arriva à Martin.

Il peut se faire, ce qui est très-rare, que les vers soient nichés dans les gros intestins, et que le cœcum lui-même en soit le repaire. Il ne faudrait pas néanmoins, d'après cette présomption, abandonner l'usage des purgatifs pour se rejeter exclusivement sur celui des lavemens : ces premiers doivent même être répétés, si les symptômes paraissent l'exiger par leur opiniâtreté, et que le malade soit assez fort pour les supporter. Qui ne sait pas que les vers se nichent sous les valvules des intestins, qu'ils se collent contre leurs parois, qu'ils y sont quelquefois si opiniâtrément attachés que la tourmente du mouvement vermiculaire, excitée par un purgatif, ne les détache pas?... Quand donc ils ont été affaiblis de nouveau par les huileux, les autres anthelmintiques, dont on a soin de continuer l'usage, et peut-être par l'ébranlement qu'ils ont soutenu au choc du premier purgatif; c'est le cas de leur livrer un nouvel assaut, et de repurger.

Deux questions se présentent avant que d'aller plus en avant. La première consiste à savoir si cette méthode curative ne contrarie point la curation des plaies. Si les plaies suppurent ou s'acheminent à la cicatrisation, je ne vois pas qu'une tisane rafraîchissante et savonneuse ait rien qui leur nuise. Si les huileux tendaient à trop relâcher les chairs, les purgatifs amers, répétés, ne deviennent-ils pas les correctifs de cet accident? Les observations qui font la base de cet ouvrage, témoignent hautement le contraire ; c'est le cri de l'expérience qui se fait entendre : et s'il fut jamais un cas où le blâme aurait pu retomber sur cette méthode, c'est celui de l'officier Cavat : cependant l'économie animale n'en a point été troublée dans le restant des ressources qu'elle déployait ; et lorsque l'art combattait le tétanos inutilement, la nature avait elle-même terminé la gangrène dans la partie blessée !

La seconde question est plus épineuse ; et on demande, si cette même méthode peut être admise lorsque le bas ventre est douloureux, et qu'une portion des petits intestins est présumée en proie à l'inflammation. La théorie paraît y répugner d'abord, surtout pour l'émétique et la rhubarbe ; car voilà, de tous les remèdes que nous avons prescrits, ceux qui paraissent devoir augmenter l'irritation, et par conséquent le tétanos. Cependant, si cette irritation n'est que passagère dans la portion intestinale qui commence à s'enflammer ; si elle enlève une cause irritante beaucoup plus à craindre par ses effets et plus opiniâtre dans son action ; il paraît que c'est à la théorie à mieux calculer, et à réunir à ses principes une combinaison juste et une sage application. Pourquoi le vésicatoire qui irrite, mis sur un point de côté, l'enlève-t-il malgré sa cautérisation ? D'ailleurs, l'expérience parle également ici, et ne demande qu'à être mieux raisonnée. Dans la passion iliaque, dans la dissenterie, où l'inflammation intestinale est un symptôme si ordinaire, tous les jours ou donne le verre ciré d'antimoine, l'hippékakuana associé à l'émétique, le sel cathartique amer, et d'autres remèdes qui, en provoquant des déjections par irritation, ne laissent pas de guérir : ils ne sont donc point dangereux par leur nature. L'art seul consiste à les administrer quand il faut, et comme il faut. *Hoc opus, hic labor.*

Chapitre II.

Des vermifuges externes.

Parmi les remèdes externes propres à soulager le tétanique, les lavemens doivent avoir une place distinguée. Dans quelle région des intestins que soient les vers, les lavemens ramollissent toujours le bas ventre, dissipent la constipation, facilitent l'écoulement des urines, fournissent des fluides aux parties voisines, quoi qu'en dise Pringle, et à la masse circulante; et ce n'est pas peu que tout cela dans le tétanos. Ils seront composés de plantes émollientes, d'huiles grasses; on peut les rendre savonneux avec le miel, les aiguiser avec un sel neutre quelconque, y mêler différens électuaires appropriés. Il n'est aucune de ces préparations qui, en relâchant le bas ventre, ne puisse opérer le plus grand bien. Que si des obstacles s'opposent aux évacuations, les lavemens de savon les provoquent sans peine; et Josesky, sous leur action, rendit un grand ver.

Je n'ai fait aucune expériencesur l'application à la région ombilicale de certains onguens qu'on dit anthelmintiques; et, si je fais mention de celui d'artanite, d'agrippa, de tanaisie,

ce

ce n'est que pour rappeler qu'il est possible de s'en servir. Cependant ce ne doit pas être sans précaution ; car il est de fait qu'ils ont procuré des superpurgations très-dangereuses : ce qui demanderait qu'on balançât bien leur action irritante avec le bien-être qu'on en attend, avant que de se livrer à de pareilles embrocations.

CHAPITRE III.

Moyens généraux dont on peut se servir lors de certains symptômes.

Outre les remèdes qui vont directement à la source du mal, il est encore des remèdes généraux qu'on peut employer suivant les circonstances, et même dans tous les cas du tétanos, sans pour cela contrarier les opérations de la nature.

La ressource ordinaire de l'ancienne médecine était l'application des émolliens, des mucilagineux, des huileux : on les étendait sur les parties contractées, dans le dessein d'en procurer le relâchement. C'est à la secte de Thémison qu'est due cette méthode curative, encore en usage aujourd'hui. Je l'ai vu suivre avec constance, dans un tétanos de très-longue durée : les cataplasmes émolliens ont été appliqués, sans interruption, sur l'articulation

de la mâchoire, et sur la partie antérieure du
cou ; les linimens huileux ont été faits de même
sur la colonne épinière. En ne doutant pas
qu'ils n'aient procuré quelque soulagement
momentané, ces moyens ne peuvent cependant être envisagés, par l'homme de l'art
instruit, que comme subsidiaires, et rien de
plus : c'est, à parler ouvertement, une cure
symptômato-clinique, dont il n'est pas difficile
d'apprécier le mérite. J'avouerai cependant,
que calmer les inquiétudes du malade et affaiblir la tension douloureuse des parties, c'est
avoir gagné beaucoup ; et dès que ces moyens
généraux le font, il faut les permettre : mais
ce ne sera jamais attaquer le mal dans son
principe, et, tôt ou tard, il faut toujours en
venir à la cause.

Pour procurer ce relâchement salutaire dans
les muscles convulsés, on conseille également
les fomentations émollientes sur le bas ventre,
ainsi que les bains chauds. Point de doute
qu'ils ne puissent être alors de quelqu'utilité.
L'expérience a même sanctionné nombre de
fois leur usage, si l'on s'en rapporte à certains
écrits. Toutefois, si le malade, à la suite
d'une rémission des symptômes qu'il a éprouvés, tombe dans une moiteur salutaire ; si
l'atmosphère de son lit devient pour lui un

bain continuel de vapeurs, comme j'en ai été le témoin; pourquoi le tirer de ce bain pour le mettre dans un autre? pourquoi charger alors son abdomen de flanelles humides?... Disons plus : si les forces s'épuisent sous ces symptômes alarmans; si, malgré leur intensité, le pouls s'affaiblit; qui conseillera les bains chauds dans ces occurences, à moins qu'il ne veuille exposer leur réputation et la sienne?... Il n'y a donc, pour l'administration de cette classe de remèdes, que certains cas où l'homme de l'art puisse en user avec fruit.

Chapitre IV.

Coup d'œil rapide sur quelques autres moyens généraux employés contre l'irritation tétanique.

Tous les remèdes dont nous avons parlé jusqu'ici, étaient dirigés, ou contre la cause occasionelle du tétanos, telle que nous la reconnaissons, ou contre ses symptômes. Ceux dont nous allons faire mention avaient, entre les mains de leurs nombreux partisans, un tout autre but, celui de détruire le sentiment de l'irritation, ou de la détourner de l'origine des nerfs, quel qu'en fût le principe, par une révulsion prompte et salutaire. Pouvaient-ils atteindre ce but par leurs moyens? C'est ce que nous allons brièvement examiner.

Dans les douleurs extraordinaires, dans les mouvemens spasmodiques, dans les convulsions avec réplétion, l'usage des narcotiques, et celui de l'opium en particulier, est devenu si familier, que l'on aurait lieu d'être surpris que le tétanos n'eût pas été soumis à la même méthode. Aussi, lisez les auteurs qui parlent de cette maladie depuis que ce remède est connu; le calmant par excellence est toujours mis en avant : toutes les matières médicales prônent ses vertus; toutes les cliniques vantent ses effets. Suivant les uns, il rappelle à l'ordre les esprits animaux; suivant les autres, il est le régulateur des oscillations nerveuses. La dose même, d'après un praticien anglais très-à-la mode, n'en doit pas être épargnée. Il ne produit, selon lui, dans le tétanos, ni stupeur, ni ivresse, ni délire, en un mot, aucun des effets qui lui sont propres et qui, dans les autres maladies, pourraient mettre la vie en danger; il doit être continué tant qu'il y a quelque disposition au retour des accès. Si la déglutition est gênée, il faut le donner en lavement, à des doses convenables et suffisamment réitérées... Cette pratique est recommandée avec d'autant plus de chaleur, que

jusqu'ici elle paraît n'avoir pas été assez mise
en usage. Telle est l'idée favorable que Cullen
cherche à inspirer de l'opium dans les affections
tétaniques.

Et cependant le même Cullen avoue que
la constipation, qui est un symptôme de cette
maladie, et un symptôme grave, est augmentée
par son action. Cet accident est-il donc si fort à
négliger? et quoiqu'il y oppose des lavemens
laxatifs, ne voit-on pas que leur effet serait
toujours détruit d'avance par les lavemens
d'opium qui les auraient précédés?

Encore si l'opium bornait ses effets malfai-
sans à la constipation! Mais il supprime toutes
les secrétions, hors les sueurs. Ce fait est
connu de tous les praticiens. Or, n'est-ce rien
dans le tétanos que de pouvoir cracher, expectorer, uriner, etc.? Disons plus, les sueurs
qu'il provoque sont-elles donc si salutaires?

Nous pouvons aller plus loin. Nombre d'observations prouvent que ce remède généreux,
donné à forte dose, donne à son tour la mort :
il attaque donc la vitalité. D'autres nous attes-
tent que son usage continué, quoiqu'avec modération, efface peu à peu la mémoire, et laisse
dans le cerveau des traces funestes d'imbécillité :
qui osera donc, sur la parole d'un médecin
sceptique, qui ne décide que d'après des

probabilités, et qui n'avance aucun fait, s'oublier jusqu'au point de le donner et largement et long-temps? Ajoutons un seul mot : si l'opium constipe, que fera-t-il contre les vers? qu'opposera-t-il à l'inflammation intestinale , qui presque toujours les accompagne? S'il ne produit sur le cerveau ni stupeur ni ivresse, d'après la doctrine nouvelle, comment calmera-t-il le délire, si par hasard un tétanique en est affecté ?... Je sais ce qu'on peut m'objecter, et ma réponse est toute prête. En attendant, soyons de bonne foi; avouons que ce remède est à la mode parce que la cause occasionelle du tétanos n'était point connue, et qu'auprès d'un malade qui a des spasmes, il faut au moins avoir l'air de raisonner et d'agir.

Les vésicatoires seront peut-être plus efficaces pour détourner le principe irritant, que l'opium pour calmer l'irritation... Il est plus que permis d'en douter dans le tétanos; et en effet, quelque vertu révulsive qu'on attribue aux cantharides appliquées à la nuque, qu'opèreront-elles sur une cause agissante qui réside dans le bas ventre, où cette révulsion ne peut se diriger, et où elles ne porteront au contraire qu'agacement et constriction?

Trève donc pour l'opium à forte dose, comme calmant; trève pour les cantharides appliquées à la nuque, comme révulsives : je la demande aux amateurs de la pratique anglaise, peu faite en ce point pour germer parmi nous.

Di meliora piis, erroremque hostibus illum......

Il n'est que deux cas où je conseillerais peut-être l'un et l'autre remèdes ; mais je dirai plus bas, et pourquoi, et comment.

CHAPITRE V.

Examen de certains autres remèdes généraux conseillés dans le cas où l'on attribue le tétanos à l'état des plaies.

Avant que d'entrer en matière, il faut débuter par ma profession de foi.

Je ne nie pas que les spasmes ne relèvent des plaies, quand elles donnent lieu à une irritation considérable ; mais pour les contractions constantes et de longue haleine, je crois ces cas d'autant plus rares, que parmi toutes les plaies que j'ai vues depuis six mois, quelque variées qu'elles aient été par leur nature, par la région qu'elles occupaient, par leur état, leur complication, etc., aucune d'elles ne s'est trouvée accompagnée du tétanos, qu'il n'ait eu pour cause des vers, ainsi que les dissections l'ont démontré.

Cependant, en supposant que le cas se présentât, les remèdes généraux que l'on conseille alors peuvent-ils s'adapter aux circonstances où on les prescrit? Autant cette question est importante, autant il serait délicat d'y répondre, si j'avais d'autres vues que celle de chercher la vérité. Je ne m'arrêterai sur cet article qu'aux moyens proposés pour établir la suppuration des parties lésées, ou pour la faire renaître si le dessèchement est survenu; et je passerai sous silence la partie opératoire, qui regarde l'extraction des corps étrangers ou la scission complette des nerfs coupés à demi.

Les personnes de l'art ont-elles raison d'avoir regardé jusqu'ici comme indispensable d'établir la suppuration des parties blessées pour prévenir la naissance ou les suites du tétanos? Cette opinion a dû nécessairement avoir pour base, que la suppuration influait directement sur cette maladie. Or, il y a à opposer à cette doctrine deux faits qui en sont absolument éversifs. Le premier, c'est le tétanos survenant lorsque la suppuration va bien, sans qu'elle souffre par ses accès ni interruption ni variation : Morizot, Dutexin, Chaverisy, Brassier, Rendu, Barzon, Soubret, Lefranc en fournissent la preuve. Le second est la suppuration s'établissant elle seule, sans moyens extraordinaires, pendant la durée d'un tétanos très-long, et parcourant toutes ses périodes : je me contenterai de citer Satinelle, Cavat et Josescky. On pourrait donc, dès à présent, regarder les moyens conseillés comme des moyens de surrérogation : mais ne sont-ils que cela? Suivons-en quelques-uns.

Que penser d'abord des frictions mercurielles, faites à grandes doses, en même temps qu'on administre l'opium, et répétées jusqu'à l'apparition de la salivation? Les partisans de cette méthode mettent en avant des succès, sans citer aucune cure. Néanmoins celle que rapporte le citoyen Maubec, d'un soldat attaqué du tétanos huit jours après l'amputation d'une jambe, trouve ici sa place. La plaie fut pansée avec des plumaceaux chargés d'une couche épaisse d'onguent mercuriel double : la salivation établie et entretenue par ce moyen, sauva la vie au blessé.... Cette cure surprenante paraît, au premier coup-d'œil, parler en faveur des frictions. Malgré cette apparence de vérité, j'avoue que je n'y ajoute aucune foi. Je voudrais avoir vu le malade, son état, ses excrétions, pour juger pourquoi et comment il guérit. Qui croirait que, pour dégager la déglutition, il fallût engorger les vaisseaux de la partie supérieure de l'œsophage? qui s'imaginerait qu'on dût, pour libérer la mâchoire, faire affluer les sucs dans les réseaux vasculeux qui l'avoisinent, et les engorger?... Je n'entrevois dans cet incroyable succès que la précipitation du suc salivaire, et l'abord du mercure dans l'estomac et les intestins, qui aient pu sauver le tétanique dont il est parlé, en le délivrant de la cause de son irritation. En outre, je ne me déciderais jamais pour un moyen aussi lent et aussi hasardeux, dans quelque état que fût la plaie du blessé.

Je me déciderais encore moins pour les stimulans, les rubéfians, les huiles chaudes, les vésicatoires, la pierre à cautère, le feu, appliqués sur la plaie d'un tétanique. J'écarterais encore de ma pratique les incisions et les scarifications dont l'usage est si recommandé lors du dessèchement des blessures. Lorsqu'on se rappelle que sans irritation point de spasme, et point de tétanos sans irritation constante; n'a-t-on pas raison de craindre que tant de moyens irritans ne servent encore à l'augmenter? et lorsqu'on les conseille, n'y a-t-il pas lieu de frissonner?

Rien moins que cela, direz-vous : les huiles chaudes etc., au contraire, achèveront la cautérisation imparfaite des extrémités sentantes des nerfs. Ces extrémités, privées d'une portion de sensibilité par l'impulsion qu'elles

ont reçue dans le moment de la blessure, mais
conservant un reste de faculté communicative,
ont, aux confins du système lésé, imprégné
d'un délétère destructeur le fluide nerveux,
qui, se refoulant sur lui-même, a porté les
convulsions dans tout le reste de son empire :
et comme cette cautérisation ne peut se faire
sans un mouvement extraordinaire dans la
plaie, alors la suppuration naîtra avec ses
suites bienfaisantes ; le délétère s'échappera
avec la sérosité ; les extrémités sentantes des
nerfs disparaîtront en se fondant dans le pus,
et peu à peu plus de désordre tétanique...
Théorie brillante, chaque jour démentie par
l'observation ! Il est inutile de l'attaquer de
front ; car je pourrais demander, dans les
plaies d'armes à feu, par exemple, en quoi
consiste la faculté communicative d'une partie
du corps désorganisée et attritée ? ce que c'est
qu'un délétère destructeur qui n'est que tétanique ? comment le fluide nerveux s'empreint
de ce délétère aux confins du système, pour le
refouler sur l'origine des nerfs ? par quelle loi des
huiles bouillantes le rappellent-elles à la partie
blessée, en excitant une suppuration louable,
lorsqu'elles n'y portent que le sphacèle et la
destruction ? Je laisse de côté toutes ces questions, trop hardies peut-être, pour me renfermer

dans le fait que j'ai déjà cité, et qui est con-
sacré par une expérience journalière; c'est que
le tétanos m'a toujours paru indépendant de
cette suppuration qu'on croit devoir solliciter
par des mouvemens aussi extraordinaires; et
que, par un juste retour, la suppuration, également indépendante de lui, parcourt ses périodes sans en recevoir aucune influence. Les
observations de ce phénomène réciproque
sont trop connues et trop multipliées pour être
révoquées en doute. La plaie de Josesky est la
seule qui ne suppurait pas lorsqu'il entra à
l'hôpital; mais elle ne tarda pas à le faire,
quoiqu'il fût sous le poids du tétanos : on n'ap-
pliqua sur son pied, percé de part en part,
que les remèdes ordinaires; et, quoique son
affection fût très-longue, que sa jambe fût
agitée de soubresauts, etc., la suppuration
commença sans peine, comme elle continua
sans variation. Pourquoi donc insister, je le
répète, sur tant de moyens douloureux pour
l'établir?

Et qu'on y prenne bien garde! De ce que
quelques blessures se sèchent pendant la durée
du tétanos, c'est encore à tort qu'on lui attribue
ce desséchement, et qu'on y oppose les incisions et les scarifications. Cette erreur est aussi
funeste par ses suites que celle que nous venons

de combattre. Il ne serait pas surprenant pour moi qu'une plaie se desséchât lors de quelques accès : mais pourquoi cet accident arrive-t-il? Il arrive parce que, certains symptômes du tétanos prenant de l'intensité, il s'y joint une fièvre assez forte qui épaissit les fluides et engorge les capillaires rouges : dès lors les stases s'établissent; les vaisseaux séreux ne sont plus abreuvés, et ne fournissent plus matière à la suppuration. Il arrive encore parce que la fièvre produite par quelqu'indigestion, ou par une surcharge d'alimens, se réunit aussi quelquefois à cette affection nerveuse, et devient la cause naturelle de ce desséchement... Or, la seule tentative que je crois raisonnable alors, c'est, en diminuant cette fièvre (qu'elle dérive du tétanos ou non), en modérant les oscillations des vaisseaux, en délayant les humeurs, en évacuant à propos, etc., de faire tous ses efforts pour tâcher de rouvrir les bouches de la sérosité; car voilà le but qu'on se propose... Mais peut-on également, afin de le remplir, employer les incisions et les scarifications? Dès que la cessation de la suppuration ne provient que de symptômes portés à leur comble par l'irritation, feront-elles autre chose que de les accroître? quel résultat peut-on en espérer, si ce n'est d'éloigner ce qu'on voudrait obtenir ?

Si par un système contraire, et dans la persuasion que les blessures dont le pus est tari occasionnent le tétanos ou le maintiennent dans son opiniâtreté, on croit devoir encore les inciser et les scarifier; je dis que cette redoutable pratique ne doit pas plus être admise qu'auparavant : d'abord par les mêmes raisons que nous avons déjà déduites; ensuite parce que, dans ce dernier cas, on pourrait fort bien prendre l'effet pour la cause, et qu'en agissant à contre-sens, on ne peut rien faire de bon et d'utile. Enfin, pour ôter tout prétexte à ces terribles moyens, ne suffit-il pas de rappeler l'observation de Jamin? son cas ne démontre-t-il pas que le desséchement d'une plaie est bien loin de produire le tétanos? Qu'on me démontre une circonstance plus favorable à son développement que celle où, après sa cessation, les muscles convulsés étant encore fatigués à la suite des contractions violentes, la source du pus devient tout-à-coup aride dans une plaie baveuse et hérissée d'esquilles? Cependant Jamin n'éprouva point de nouvel accès tétanique, malgré, je ne dis pas qu'on ne lui fît point de scarification, mais qu'on n'osât presque pas le panser !

Remarquons sommairement que, sous l'action de tant de douloureuses ressources, la diète doit être plus sévère. Or, les vers affamés, s'ils existent véritablement d'après nos observations, que feront-ils alors ? cesseront-ils d'irriter au moment où la faim les aiguillonne davantage?

Chapitre VI.

Courte discussion sur deux autres moyens très-préconisés.

Restent deux moyens généraux, externes, à examiner dans la cure du tétanos à la suite des plaies; je veux parler des frictions sèches et des bains froids avec leurs accessoires. Les frictions sèches peuvent-elles être substituées avec avantage aux frictions huileuses, et les bains froids aux bains chauds? C'est un objet intéressant à éclaircir.

Si je demande ce qu'on se propose par les embrocations mucilagineuses et huileuses; c'est, si je ne me trompe, d'assouplir les parties trop tendues, de faire cesser ou diminuer le sentiment désagréable qui les affecte, et de les rendre habiles au mouvement qu'elles avaient perdu. Quiconque connaît les vertus de ces embrocations, leur manière de s'insinuer dans les interstices des fibres musculeuses, et la propriété qu'elles ont, en augmentant la proportion des parties fluides relativement aux parties terrestres, de les rendre plus souples et plus ductiles, ne doutera pas qu'elles ne contribuent pour leur part à affaiblir les symptômes du tétanos. Mais les frictions sèches, faites sur tout le corps, et préférablement sur les extrémités, avec des substances aromatiques et irritantes, comment viendront-elles à bout de produire la même souplesse et le même relâchement ? Quoi ! ce qui irrite détend ; ce qui est aromatique relâche; ce qui échauffe affaiblit; ce qui dessèche ramollit ! Que dirait Celse, s'il revenait parmi nous, et qu'il entendît les modernes parler ainsi des frictions sèches, continues, ou souvent répétées ?

On me citera l'exemple des Nègres, qui frictionnent sans interruption leurs malades attaqués du tétanos, et excitent par là une transpiration continuelle qui leur devient salutaire. Quand même le fait serait exact dans le cas des plaies, ce que je crois pouvoir révoquer en doute, l'organe transpiratoire est-il le même chez les noirs et chez les blancs? ce qui est utile en Afrique, ne peut-il pas devenir en Europe un excès ? Quoi de plus capable de roidir, de tendre, de dessécher même des parties musculeuses, que des frictions sèches continues? pour guérir un tétanique, faut-il le jeter dans l'épuisement et le marasme?

On

On pourra m'alléguer l'exemple d'Ambroise
Parée, qui couvrit un tétanique de fumier, et
le guérit. Certes, la chaleur du fumier ne
prouve rien pour les frictions : ce qu'elle dit
est en faveur des bains chauds; et nous n'avons
rien avancé qui fût à leur désavantage, si le
malade est dans le cas de pouvoir en user.

Il n'en sera pas de même des bains froids,
malgré la force avec laquelle quelques modernes les préconisent dans le tétanos chez
les blessés. En effet, qu'il soit dû à des vers,
comme nous l'avons suffisamment démontré;
qu'opéreront les bains froids sur ces insectes qu'il faut éliminer? Si l'eau froide et gla-
cée paraît être l'agent le plus puissant et le
plus destructeur qu'on ait à leur opposer, d'après
les expériences de Coulet, ce n'est que lorsqu'elle leur est immédiatement appliquée : qu'on
la donne en boisson, à la bonne heure; mais
qui a jamais vu tenter l'usage des bains froids
pour tuer les vers? Le froid même du cadavre
ne les tue que très-tardivement.

Accordons que le tétanos ne soit dû qu'aux
suites d'une blessure; qu'opéreront encore les
bains froids dans les divers états où elle se
trouvera? comment laisser une plaie exposée à
l'action de l'eau froide, lorsque la suppuration
commence à s'établir; et cela quelquefois

K

pendant une heure; tandis que le seul contact de l'air froid, pendant quelques instans, est réprouvé comme dangereux et funeste?... Lorsque la plaie est en pleine suppuration, comment y appliquer un répercussif aussi puissant que l'eau froide, et aussi capable d'occasioner des reflux purulens, qu'il est toujours sage d'éviter? et si elle est à la veille de sa cicatrisation; si elle a besoin de pansemens plus éloignés, d'un repos doux, qui permette aux réseaux pulpeux très-tendres de s'affermir et de se consolider; comment les exposer, ces réseaux, à l'action stimulante des bains froids : action qui ne se borne pas à exciter sur les plaies une astriction et un froissement désorganisateur, mais finit par réunir, sur tout le système musculeux, l'engourdissement à la roideur?

Lieux communs, illusions, que tous ces raisonnemens, dira quelque partisan des bains froids! Au sortir du bain, on a soin de mettre le malade au lit; on lui donne une forte dose d'opium, ou une verrée de bon vin avec quelques gouttes d'alkali volatil; et ces remèdes décident bientôt des sueurs abondantes, qui déterminent la guérison.

On met le malade au lit : fort bien; c'est du moins, si on en a le temps : moi, pour mon compte, j'ai vu deux tétaniques à qui on a

(147)

administré ces bains froids ; le premier est
mort dans la baignoire, et l'autre, quand on
l'en tirait. On a été exempt de les mettre au
lit. Je passe sous silence l'histoire d'un troisième, qui ne m'est connue que par relation.

Supposons que les circonstances permettent
de les y mettre, et de leur administrer les
remèdes ci-dessus ; sont-ce bien les sueurs
abondantes, provoquées par des sudorifiques,
qui sauvent les blessés de la terminaison ordinairement funeste du tétanos? Examinons so-
lidement ici cette question, sans nous mettre
en peine de discuter la manière hautement
inconséquente de provoquer ces sueurs et de
les soutenir.

Si les sueurs étaient nécessaires à la terminaison du tétanos à la suite des plaies, pourquoi dans certains cas se terminerait-il sans
qu'elles parussent? Barzon, Soubret, Rendu, etc.
ne suèrent point : et pourquoi paraissent-elles
constamment dans d'autres cas, sans qu'il se
termine?... Morizot, Martin, Cavat, etc.
suèrent jusqu'à la mort. C'est ici, si je ne me
trompe, l'écueil de la théorie des sueurs critiques du tétanos.

Il faudrait être un sceptique décidé, pour
nier que cette maladie est nerveuse et produite par irritation... Or, voit-on ces maladies

soumises à des sueurs critiques abondantes, et jugées par elles ? j'en appelle de nouveau à l'expérience...

Enfin, d'où proviennent les sueurs ? elles sortent des vaisseaux cutanés d'un ordre inférieur, et très-exigus, quoi qu'en disent les contradicteurs des différens calibres. Ces vaisseaux transmettent à l'habitude du corps les parties les plus ténues de la masse du sang, qui les arrosent. Dans une sueur critique, ils sont, à la vérité, comme une décharge des fluides de même nature qui leur arrivent de toutes les parties du corps ; le tissu cellulaire qui s'insinue dans les interstices des faisceaux musculeux, qui en réunit et abreuve tous les filets, peut également se dégager, par la peau, des fluides aqueux saraboudans.... Mais cela peut-il se faire, si les muscles sont dans une tension continuelle, et s'ils sont comme noués ? s'ils sont douloureux, etc. etc. etc. ?

Donner alors des sudorifiques échauffans, très-actifs, pour exciter un mouvement inflammatoire, qui dégage ces muscles de leur surcharge, est-ce agir avec prudence ? ne craint-on rien pour les différentes périodes d'une plaie ? est-on bien sûr que la gangrène ne s'établira point au lieu de la suppuration ? l'insomnie, l'anxiété, les douleurs, le délire, s'il existe,

ne doivent-ils pas empirer? l'épaississement et le
caractère inflammatoire des humeurs, l'acrimonie qui marche à sa suite, ne doivent ils
entrer pour rien dans les considérations de
l'homme de l'art? et si les muscles, au lieu de
se dégager, s'engorgent davantage; si les vaisseaux qui les doivent assouplir, les distendent
de liqueurs plus épaisses; comment l'irritation
des nerfs diminuera-t-elle?....

Qui d'ailleurs a jamais vu provoquer des
sueurs critiques par des alkalis? ces sueurs
critiques, est-ce aux remèdes violens qu'on les
doit ou à la nature?

Quand on voit des sueurs abondantes cou-
ler à la terminaison du tétanos, c'est mal juger,
selon moi, que de leur attribuer cet heureux
événement. S'il ne les précédait (la faiblesse
ou les redoublemens mis à part), elles n'arri-
veraient pas. Elles ne sont alors qu'une suite
de la détention musculeuse, et rien de plus.
C'est parce qu'il y a du relâche dans le système musculeux qu'elles abondent; et à leur
apparition, le tétanos n'est déjà plus. Elles ne
sont donc point une sueur critique; et chercher à les provoquer par des remèdes qui les
forcent, n'est-ce pas vouloir porter dans les
maladies des nerfs le système meurtrier que
Sydenham combattait dans la méthode curative

des fièvres continues ? Il y a lieu de le craindre.

Que penser donc de ces bains électriques qui tendent au même but, l'expression de la sueur ? de ces corps échauffans, dont l'odeur cause quelquefois des accès de maladies nerveuses, tels que le musc ? de ces huiles précieuses, comme celle d'ambre gris, prescrites et données à des doses d'autant plus fortes que le cas est plus pressant ?... Je suis loin de pancher pour ces remèdes sublimes : il suffit qu'ils portent eux-mêmes dans la masse des humeurs un foyer d'irritation, pour que je redoute leur usage, quand même, ce qu'ils ne font pas, ils attaqueraient les vers.

CHAPITRE VII.

Trois moyens à proposer ; et dans quelles circonstances ?

N'y aurait-il pas cependant quelques moyens généraux dont on pourrait faire usage dans certaines circonstances, en sachant les leur adapter avec fruit ? J'incline pour l'affirmative ; et sur le-champ je vais entrer en détail.

Le premier de ces moyens est la saignée, quoique déconseillée dans la plupart des cas par la pratique anglaise... Je prie d'observer que, si je la propose, ce n'est ni parce que le malade est pléthorique, ni parce que la fièvre lui est survenue, ni parce que son sang est censé couenneux, mais parce qu'il est très-rare que le jejunum ou l'ileum ne soient en partie livrés à l'inflammation.

Je sais qu'il n'est pas toujours aisé de reconnaître cette inflammation à l'état du pouls; que celle d'une petite portion d'intestin n'emporte point avec elle un trouble accéléré de toute la masse humorale; que les pulsations des artères n'en sont ni plus fréquentes alors, ni plus développées... Cette observation, que les dissections de la plus grande partie de mes tétaniques m'ont confirmée, Simson, et d'après lui Pringle, ainsi que van Svieten et Morgagni, l'avaient déjà faite de leur temps, à l'occasion de la passion iliaque; cependant on la combat efficacement par la saignée. Ce serait donc le cas de l'employer également dans le tétanos, où cette inflammation est si commune, où quelquefois même elle s'annonce par une sensibilité sourde et profonde qu'excite la main appliquée sur la région abdominale, comme je l'ai remarqué chez le capitaine Cavat, et surtout chez le sous-lieutenant Harel... Dans ce moment, certes, le cas est parlant; et je ne saurais trop me dire pourquoi je n'ai pas conseillé une petite saignée... A défaut de ces indications lumineuses, il en est une que je promets bien de saisir par la suite, c'est la tension et l'embarras du pouls, en même temps qu'il conserve son type naturel : je ne vois pas qu'alors une saignée soit déplacée ; je crois même qu'il faut la répéter, si les symptômes persistent dans leur violence, et si les forces du malade le permettent.

Un second remède que je vais proposer, sans craindre d'être taxé de contradiction, c'est l'opium à doses très-légères ou le laudanum de Sydenham, surtout à la suite des évacuans antérieurement prescrits. Quelle que soit l'abondance de ces évacuations, si le résultat qu'on desire paraît se cacher, il n'en est pas moins sûr que l'irritation des vers est augmentée par la somme de celle des évacuans : c'est donc le cas de détruire au moins la dernière par l'usage modéré d'un calmant, pour ne pas toujours ajouter à la masse de l'irritation tétanique.

Enfin, le troisième moyen à employer, ce serait un vésicatoire. Quoique je l'aie vivement combattu lorsqu'il est question de le mettre à la nuque, il ne me paraît pas susceptible des mêmes inconvéniens si on l'applique sur le bas ventre. En effet, à supposer même qu'il jetât dans les voies urinaires quelqu'embarras,

au moins est-il vrai qu'il enlève les inflamma-
tions des intestins, comme celle de la plèvre,
dès qu'il fait sentir à la peau sa brûlure vis-à-
vis l'organe blessé ; et qui ne voit pas que,
l'inflammation intestinale une fois enlevée ou
diminuée considérablement, il devient beaucoup plus facile d'en éloigner la cause occasionelle sous l'action des remèdes que nous
avons décrits.

J'espère par la suite avoir des occasions où,
sans faire d'essais inhumains, mais raisonnant
l'action de ces trois moyens comme leur indication, la pratique m'apprendra si, et jusqu'à
quel point, ils peuvent être utiles dans le tétanos
chez les blessés. La tentative faite sur Guernon
n'a pu m'instruire en rien, puisque les cantharides n'avaient pas eu le temps d'opérer le
moins du monde.

Chapitre VIII.

Du régime à observer dans le tétanos à la suite des plaies.

On pourrait d'abord demander si le régime
qui dérive de la nature de la plaie doit obtenir
le premier rang lorsque le tétanos l'accompagne ; mais, cette question exigeant une discussion trop longue, je me contenterai de dire,

qu'en général le régime tétanique doit lui être subordonné.

Ce serait à tort que dans la violence du mal on prescrirait des alimens : d'ailleurs comment les avaler ? Cependant si la langue était belle, et que le malade eût une faim réelle, dès-lors je joindrais aux bouillons maigres, si rien ne le contre-indiquait, et le lait et les crèmes de riz légères, afin que les vers, au cas qu'ils résistassent à l'action des premiers remèdes, pussent trouver de quoi tempérer leur voracité.

Dès que le serrement de la mâchoire n'est point considérable, c'est le cas de donner une nourriture végétale plus forte et plus abondante... Malgré des crèmes de riz doubles et des panades, j'ai vu des malades crier à la faim, et demander avec instance qu'on augmentât leurs alimens. On peut mêler à ces alimens des légumes, des graines, des sucs nuisibles aux vers. L'ail, les oignons, la moutarde, le miel, le vinaigre, l'huile, tout cela peut entrer dans le cercle du régime... C'est au médecin à l'adapter au goût du malade, à son tempérament, à ses habitudes, à ses forces, aux circonstances de la plaie : elle est son régulateur pour distinguer la surcharge ; il doit savoir la consulter.

Chapitre IX.

Dernière question.

Je hasarderai encore une question, que je crois importante au succès de la cure, et je finis. Quelle doit être la conduite de l'homme de l'art si la fièvre existe avec le tétanos chez un blessé, et quand doit-il la regarder comme une des ressources salutaires de la nature?

Plusieurs espèces de fièvre peuvent être réunies à notre maladie. La première est la fièvre de suppuration... Celle-ci n'a trait qu'à l'état de la blessure, et c'est à l'homme de l'art à l'exciter ou à la modérer relativement. Toujours est-il bon qu'il prenne garde, en l'excitant par des moyens violens, d'ajouter au tétanos, déjà si terrible par lui-même, des accidens qui seuls peuvent devenir funestes. Nous en avons assez dit sur ces moyens pour être au moins sobre dans leur usage; et qui ne voit que, si cette affection a une cause réellement distincte de la blessure, au lieu d'être salutaires, comme on se plaît à le croire, ils ne feraient, en aggravant le mal, que de doubler le germe de destruction chez un blessé, au lieu de mettre obstacle à son développement?

Il est une seconde espèce de fièvre qui survient quelquefois, malgré toutes les précautions de l'artiste, et qui ne dépend en rien de la blessure qu'il soigne : soit que le malade se soit dérangé par quelque indigestion, soit qu'il ait commis quelqu'autre imprudence, ou qu'une disposition particulière l'ait mis dans le cas de partager l'influence d'un air méphitique, d'une constitution épidémique, etc. ; dans toutes ces circonstances cette fièvre doit être combattue sans hésiter : la seule précaution à prendre, c'est que les moyens de l'art soient employés de façon à ne contrarier ni la blessure ni le tétanos.

En est-il ainsi de la fièvre qui survient quelques jours après l'invasion du tétanos, sans autre cause que le tétanos même ? et est-elle aussi salutaire dans celui qui se réunit aux plaies et les complique, que le père de la médecine le disait en général de cette affection ? Selon lui, la fièvre survient-elle à un homme attaqué de tétanos ou de convulsion ? elle dissipe la maladie. *A convulsione aut tetano detento febris superveniens morbum solvit.* Cet aphorisme serait consolant s'il avait toute la latitude qu'il présente. Malheureusement il se trouve lié à un second que nous avons rapporté ailleurs, et qui le circonscrit déjà beaucoup. Les tétaniques, dit Hippocrate, périssent dans quatre jours, et recouvrent la santé s'ils vont au-delà. *Qui tetano corripiuntur, intrà qua-*

tuor dies pereunt ; si verò hos superaverint,
sani evadunt... Ce n'est donc que quatre jours
après l'invasion tétanique que la fièvre paraît
développer sa puissance critique, et produire
ses effets salutaires ; car elle survient communément auparavant... Or, pour se bien diriger
alors, il importe de savoir quel émonctoire elle
choisit pour cette merveilleuse crise !

J'avoue que je n'ai sur ce point aucune
donnée certaine, mais que je suis loin de
pancher pour la doctrine qui enseigne que
cette crise se fait à la peau. J'ai vu plusieurs
malades succomber, après avoir éprouvé pendant plusieurs jours des sueurs abondantes ; et
combien de temps n'ont-elles pas duré chez
l'officier Cavat ? Mais un argument plus fort,
c'est que de tous les tétaniques que j'ai vus
guérir, non-seulement aucun n'a eu des sueurs
ordinaires, mais pas même le moindre symptôme de fièvre marquée, à laquelle on pût
avec quelque vraisemblance attribuer son ré-
tablissement... Je me bornerai par conséquent
à observer, relativement à la fièvre tétanique,
que celle qui s'établirait à la suite des vers, ou
irritant les intestins avec trop de force, ou cor-
rompus peut-être, ne me paraîtrait à aucune
époque d'un bon augure, ni devoir se déter-
terminer à une sueur critique... Il me semble

donc qu'il est hasardeux de chercher toujours
à exciter la nature, et à la faire lever toute
entière pour provoquer cette excrétion, inutile
au moins dans notre cas, ou plutôt très-dan-
gereuse, puisque les moyens qu'on emploie ne
peuvent manquer ou d'animer les vers, s'ils
sont en vie, ou, s'ils sont morts, de refouler
dans le sang des débris de corruption dont le
blessé sera bientôt la victime.

RÉSUMÉ GÉNÉRAL.

CET essai sur le tétanos à la suite des plaies,
me paraît contenir des vérités et des observations capables de fixer désormais l'incertitude sur ses causes immédiate et occasionelle.

J'ai, ce me semble, déterminé la première
d'après deux bases solides, l'expérience et l'observation, de façon à laisser peu de doute aux
personnes qui étudient l'économie animale
plutôt à la lueur d'une philosophie saine et dé-
montrée, que d'après des systèmes de meta-
physique médicale.

La seconde, je veux dire la cause occasionelle, jusqu'ici prise en très-peu de considération, a dû paraître, d'après de nombreuses
dissections, et plus réelle et plus commune
qu'on ne pensait. Les remèdes aussi, et la
nature seule, l'ont mise en évidence. Que peut

faire pour l'obscurcir un fait contradictoire, isolé, et mal approfondi ?

Je ne crois pas que par la suite il soit difficile de la reconnaître. Les signes sont parlans pour tout homme qui sait ou veut s'instruire ; et s'il voulait douter encore au milieu des rayons qui l'éclairent, il peut s'entourer du passé pour justifier à ses yeux le présent.

Dès que le voile de l'incertitude était déchiré, il était naturel de tirer un pronostic moins alarmant qu'autrefois. La timidité, la présomption, le désespoir sont de mauvais conseillers, surtout en médecine. A l'aide de l'empirisme on ne fait encore que chanceler... Mais notre cause une fois connue, il est facile de prévenir, même de loin, la naissance des dérangemens qu'on croit devoir soupçonner.

Si dans l'attaque survenue les remèdes n'opèrent pas toujours avec avantage, et si le recouvrement de la santé n'en est pas la suite infaillible ; c'est une fatalité commune à toutes les méthodes curatives le plus évidemment indiquées, et prescrites avec le plus de sagesse. La nature a mis un terme aux succès de l'art de guérir : mais ce n'est pas une raison pour mettre en usage des moyens terribles, qui doivent, en la tourmentant, épuiser ses ressources.

J'aurais pu m'étendre davantage, et peut-être

aurais-je donné des développemens qui eussent laissé moins d'obscurité sur la naissance de certains symptômes tétaniques. Mon silence sur l'influence des plaies dans l'augmentation relative de ces symptômes, paraîtra également donner quelque prise sur la doctrine que j'établis... L'on ne peut pas tout dire; et de nouvelles occupations, tracées par le gouvernement, m'ôtent le temps de pousser plus loin mes réflexions sur cette matière.

Tout ce que j'ai avancé est l'expression naïve de ma pensée : j'ai écrit avec franchise et sans prévention. En attaquant, comme je l'ai fait, des systèmes contraires à mon opinion, je n'ai voulu que chercher la vérité; elle sera toujours mon but. On peut errer avec une intention pure, et je m'honorerai de reconnaître mes torts dès qu'ils me seront démontrés. Malheur à l'écrivain qui n'a d'autre perspective que sa propre réputation, et qui ne noye pas chaque jour sa vanité dans son encrier, pour mieux servir l'humanité !

Quod superest, rogo ut pari simplicitate, si quæ existimabitis addenda, commutanda, omittenda, indicetis mihi.

PLIN. secund. epistol. lib. III.

FIN.

TABLE

Des Sections et Chapitres contenus dans ce volume.
